Jeanine Young

**Frühgeborene
Fördern und pflegen**

Jeanine Young

Frühgeborene
Fördern und pflegen

Deutsche Ausgabe herausgegeben von
Prof. Dr. Andreas Fröhlich

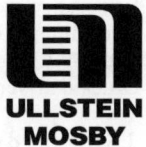

ULLSTEIN
MOSBY

Jeanine Young, Bsc (Hons), RGN, RM, Dip ANC, ENB 405 and 998
Sebastian Diamond Mutter und Kind Schlaflabor
Kinderabteilung, Universität Bristol
Bristol, BS2 8EG, UK

Übersetzung: Michael Herrmann, Berlin

Die Deutsche Bibliothek – CIP Einheitsaufnahme

Jeanine Young:
Frühgeborene : fördern und pflegen / Jeanine Young. [Übers.: Michael Herrmann]. - Berlin ; Wiesbaden: Ullstein Mosby, 1997
  Einheitsacht.: Developmental care of the premature baby ‹dt.›
  ISBN 3-86126-625-3

Das vorliegende Buch ist eine Übersetzung aus dem Englischen von:
„Developmental Care of the Premature Baby" von Jeanine Young.

© Bailliére Tindall Ltd., UK 1996
© Ullstein Mosby GmbH & Co. KG, Berlin/Wiesbaden 1997

Lektorat: Jürgen Georg, Michael Frowein
Herstellung: Gudrun Kumbartzki
Satz: SATZFABRIK 1035, Berlin
Druck und Verarbeitung: betz-druck, Darmstadt

ISBN 3-86126-625-3

Geleitwort zur deutschen Ausgabe

Frühgeborene Kinder sind in den letzten Jahren zur einer ganz besonderen Herausforderung geworden. Herausforderung an die Medizin, die durch eine immer weiter verbesserte Technik immer kleinere und jüngere Frühgeborene am Leben erhalten kann. Durch diese Maßnahmen ist aber auch vieles zur Routine geworden, was noch vor wenigen Jahren als Sensation galt. Frühgeborene Kinder sind aber auch eine allgemeine Herausforderung, weil sie zeigen, wie früh individuelles menschliches Leben beginnt, wie früh Kommunikation beginnt und Beziehung eine wichtige Rolle im Leben eines Menschen spielen.

Die neueren deutschen Studien zur Entwicklung ehemals Frühgeborener zeigen auf der anderen Seite aber auch, daß neurologische Beeinträchtigungen länger und umfangreicher bestehen bleiben, als dies bisher angenommen worden ist. Sind frühgeborene Kinder durch den Kampf ums Überleben an die Grenzen Ihrer Leistungsfähigkeit gebracht? Bleiben Ihnen nicht mehr genügend Ressourcen, um sich zu einem in jeder Hinsicht gesunden Kind zu entwickeln? Die allgemeinen Bemühungen um Streßreduktion und Unterstützung der Eigenkräfte dieser Kinder hat in den vergangenen Jahren breiten Anklang gefunden. Diagnostische, therapeutische und pflegerische Interventionen wurden daraufhin untersucht, wie sehr sie die Befindlichkeit des Kindes stören, die Kinder belasten und zu unerwünschten Dysstreß führen.

Die hier vorliegende, ins Deutsche übersetzte Arbeit von Young arbeitet wesentliche Untersuchungen auf, die zu einem Paradigmenwechsel in der Frühgeborenenversorgung führen können. Ein neues pflegewissenschaftliches Selbstbewußtsein führt zu einem erweiterten Blickwinkel im Hinblick auf die besonderen Bedürfnisse der kleinen Patienten. Pflege versteht sich als ein aktiver Beitrag zur Entwicklungsförderung frühgeborener Kinder und wird so zu einem ganzheitlich orientierten Partner interdisziplinärer Bemühungen. Systematisch wird nach förderlichen Ausgangsbedingungen gesucht, deren Umsetzung in die Praxis konsequent betrieben und darauf geachtet wird, daß diese praktikabel bleiben. Mit den hier vorgestellten Möglichkeiten einer kindorientierten Frühgeborenenpflege sollte es möglich sein, die Startbedingungen für Kinder, die viel zu früh ihr eigentliches Biotop verlassen haben, wesentlich zu verbessern. Es geht nicht mehr nur ums bloße Überleben, sondern um eine entwicklungsangemessene Umgebung, die dem Kind Chancen gibt, sich in seinem eigenem Rhythmus, in Beziehungen zu anderen Menschen zu entwickeln.

Der Respekt vor diesem kleinen Kind, vor seinem Recht auf individuelles Leben verdient ganz besonders hervorgehoben zu werden. Der Blick auf die Eltern, die viel zu früh Eltern geworden sind und jetzt häufig hilflos nach einer Möglichkeit suchen, eine Beziehung zu ihrem Kind aufzubauen, wird geöffnet.

Dieses Buch von Jeanine Young zeigt, was systematische, pflegewissenschaftliche Arbeit zu leisten und zu verändern in der Lage ist. Sie gewinnt dadurch auch einen Teil allgemeiner, pädagogischer Kompetenz zurück, was die Förderung von Kindern insgesamt betrifft. Die Sorge um Kinder in besonderen Lebenssituationen verbindet die Pflege mit Nachbardisziplinen, aus einem neuen Selbstbewußtsein entstehen Möglichkeiten der kreativen Zusammenarbeit.

Prof. Dr. paed. Andreas Fröhlich
Institut für Sonderpädagogik
Xylanderstraße 1
76829 Landau

Geleitwort

Die enormen Fortschritte in der Neugeborenen- und Perinatalpflege während der vergangenen 30 Jahre haben dazu geführt, daß immer mehr Kinder nach zunehmend kürzeren Schwangerschaften zur Welt kommen. Durch diese verbesserte Perspektive konzentrierte sich die Aufmerksamkeit auf die speziellen Bedürfnisse dieser winzigen Überlebenden im Säuglingsalter und während der Kindheit. Obwohl die gestiegenen Überlebenschancen im allgemeinen nicht zu einer erhöhten Anzahl von Kindern geführt haben, die mit größeren Behinderungen überleben, so hat die Anzahl der Kinder mit solchen Behinderungen sicherlich nicht abgenommen.

Während die verbesserten Überlebenschancen Frühgeborener zweifellos zum Teil auf der sorgfältigen Umsetzung der Beobachtungen von Physiologen und Grundlagenwissenschaftlern beruhen, so stammt sehr viel auch aus den Beobachtungen und Erfahrungen derjenigen, die unmittelbar mit der Pflege dieser Kinder befaßt sind. Die Bedeutung des Umfeldes, in dem das Frühgeborene gepflegt wird, wurde vor fast 100 Jahren von Pierre Boudin hervorgehoben und im Laufe dieses Jahrhunderts in regelmäßigen Abständen „wiederentdeckt".

Die Erfahrungen und Beobachtungen von Pflegenden und Ärzten in der Versorgung Frühgeborener haben die Bedeutung einer individualisierten und kindzentrierten Pflegeplanung innerhalb der Neugeborenenintensivstation in Einzelfällen unterstützt. Derartige Ansätze führen in der Neugeborenenintensivstation sicherlich zu einer menschlicheren, aufgeschlosseneren und weniger bedrohlichen Umgebung für Eltern, Personal und vor allem für Babys.

Die in diesem Buch dargestellte Arbeit erlaubt uns, dieses Konzept weiterzuführen: Das Umfeld, in dem das Kind gepflegt wird, und der Ansatz für diese Pflege, können für das Kind sowohl langfristig als auch kurzfristig meßbare Vorteile bringen. Eine angenehme, ruhige Umgebung, in der das Baby weder lauten Geräuschen, hellem Licht noch häufigen, unerwarteten körperlichen Zugriffen ausgesetzt ist, mag nicht nur freundlicher und menschlicher sein, sondern dem Baby auch deutliche Vorteile hinsichtlich der Entwicklung seines Nervensystems bieten.

Die Bedeutung dieses Buches liegt darin, daß es die Aufmerksamkeit auf die erhebliche Arbeit lenkt, die auf diesem Gebiet bereits geleistet worden ist, und den Praktiker in der Versorgung Neugeborener, ob aus der Pflege oder aus dem ärztlichen Bereich, das zunehmende Beweismaterial dafür erkennen läßt, daß ein winziges Frühgeborenes mehr ist als die Summe seiner physiologischen Systeme. Die Komplexität der Entwicklungsprozesse des Nervensystems, die sich in diesen winzigen Kindern abspielen, und unsere begrenzte Fähigkeit, diese Prozesse zu verstehen, sollten uns daran erinnern, wie wichtig es ist, die Bedürfnisse, „Erwartungen" und Fähigkeiten des Babys bei allen Aspekten der Versorgung zu berücksichtigen.

Die Autorin dieses Buches hat beträchtliche Erfahrung in der Intensivpflege schwerstkranker, frühgeborener Kinder, mit der sie sicherstellt, daß sich die Erkenntnisse und die Empfehlungen in einem sehr praktischen Rahmen halten, der sich auch in Neugeborenenintensivstationen umsetzen läßt, die unter maximaler Arbeitsbelastung und mit minimaler Besetzung betrieben werden.

Professor Peter J. Fleming
Professor für Kinderheilkunde und Entwicklungsphysiologie,
Abteilung für Kinderheilkunde, Universität Bristol,
Bristol, BS2 8BJ, Großbritannien

Vorwort

Fortschritte in der technischen Versorgung Neugeborener haben dazu geführt, daß kleinere Frühgeborene überleben [13, 14, 114, 139], dennoch sind Folgeerscheinungen in der Entwicklung des Nervensystems weiterhin eine bedeutende Ursache der Morbidität [9, 102]. Es gibt Hinweise darauf, daß Schäden der pränatalen Hirnentwicklung infolge des belastenden Charakters im Umfeld der Intensivpflege für einen Teil dieser Gesamtmortalität verantwortlich sind [5, 6, 8, 13, 14, 60, 84, 114, 132, 152, 158].

Pflegende in der Neonatologie, an erster Stelle in der Neugeborenen-Intensivpflege, befinden sich in entscheidender Position für eine nachhaltige und positive Einflußnahme auf das Umfeld des sich entwickelnden Neugeborenen.

Unter Verwendung eines theoretischen Bezugsrahmens der frühen Entwicklung neurologischer Systeme bietet dieses Buch eine kritische Analyse der neueren Literatur zum Thema entwicklungsfördernde Pflege Frühgeborener. Die angesprochenen Bereiche konzentrieren sich auf diejenigen, welche Themen der Pflege aufzeigen, die die Entwicklung Frühgeborener beeinflussen: Beleuchtung, Geräusche, Handling, taktile oder kinästhetische Stimulation, Massage und Lagerung.

Aus der Analyse der für jeden Bereich relevanten Literatur gewonnenen Empfehlungen beinhalten einen Entwicklungsförderplan für die Pflege Frühgeborener in der Neugeborenenintensivstation. Die angebotenen Richtlinien bilden eine grundlegende Hilfsquelle, die in der Neugeborenenpflege Tätige bei der Entwicklung individueller, auf der Einschätzung von Verhaltenshinweisen eines jeden Kindes sowie seiner Reaktion auf Umgebungsreize und Pflegeinterventionen beruhenden Pflegepläne unterstützen kann.

Höchstes Ziel dieser Interventionsstrategien in der Neugeborenenintensivstation ist es, Wachstum und Entwicklung des Kindes zu erleichtern und zu fördern, also herausragende und meisterhafte Leistungen bei der Ausübung pflegerischer Tätigkeiten [87].

Der Einsatz von entwicklungsfördernden Interventionen auf verschiedenen amerikanischen Neugeborenenstationen führte zu deutlich besseren Behandlungsergebnissen, wie sich an einer geringeren Anzahl von Tagen unter assistierter Beatmung, einer frühzeitiger erfolgreichen Nahrungsaufnahme, kürzerer Krankenhausaufenthalte, deutlich weniger Komplikationen und besseren Ergebnissen der neurologischen Entwicklung während der ersten 18 Lebensmonate [5, 13, 14, 70].

Die erfolgreiche Einführung von Entwicklungsförderplänen, die auf den in diesem Buch gegebenen Empfehlungen beruhen, können in der Neugeborenenpflege Tätige in die Lage versetzen, diese signifikanten Verbesserungen im Ergebnis mit ihren amerikanischen Kollegen zu teilen und das Entwicklungsergebnis in ihrer Pflege befindlicher Frühgeborener zu steigern.

Danksagung

Meine tiefempfundene Wertschätzung und meinen Dank möchte ich folgenden Personen zum Ausdruck bringen, die mir bei der Zusammenstellung dieses Buches Unterstützung und Ermutigung geboten haben:

- Bernard Place für seinen Rat, seine Ermutigung und endlosen Enthusiasmus;
- Vivien Young, die ihr Wissen und ihre Sachkenntnis auf dem Gebiet der Lagerungsbehandlung Frühgeborener mit mir teilte;
- Dr. Michael Bird für seine Geduld und Unterstützung;
- meiner Kollegin, lieben Freundin und hingebungsvollen Zuhörerin Sarah Godeck;
- Kapitän Alan Young und Sue Young, deren Liebe aus der Ferne der Sache ein ganz anderes Gesicht gab.

Besonderer Dank gilt Sarah und Boyden Manns, den Eltern von Blair, einem Baby, das in der 28. Schwangerschaftswoche mit einem Gewicht von 570 Gramm zur Welt kam. Ihre unermüdliche Hingabe bei der Anwendung von Interventionen, die es schafften, Blairs Vorankommen und seine Entwicklung zu fördern, und ihre Fähigkeit, ihren Sohn zu erfassen und angemessen auf die Hinweise aus seinem Verhalten zu reagieren, haben mir deutlich gezeigt, daß Entwicklungspflege in der Praxis umsetzbar ist.
Ihnen ist dieses Buch gewidmet.

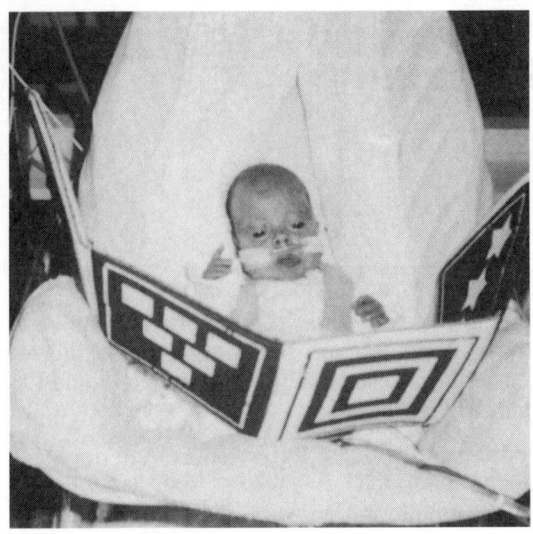

Blair Manns. Blair wurde in der 28. Schwangerschaftswoche geboren und wog nur 570 Gramm. Diese Aufnahme, im Stuhl sitzend mit einem Bilderbuch vor sich, wurde im Alter von 14 Wochen (nach der Geburt) aufgenommen. Er wurde unter niedrigem Sauerstoff-Flow nach Hause entlassen, nachdem er die ersten 26 Wochen und 3 Tage seines Lebens im Krankenhaus verbracht hatte.

Inhaltsverzeichnis

1 Einleitung

Zwar sind die Überlebensraten Frühgeborener in den vergangenen 10 Jahren gestiegen, in der Optimierung des Ergebnisses der
neurologischen Entwicklung sind dagegen nur minimale Fortschritte erzielt worden [9, 13, 14, 90, 95, 102, 115]. Die „neurologische Entwicklung" (engl. neurodevelopment) ist definiert als
„die frühe Entwicklung neurologischer Systeme im Verhältnis zu
normalen Entwicklungsmustern Neugeborener" [133, S. 11].

Frühgeborene Kinder gelten als deutlich gefährdet für Störungen des Sozialverhaltens, kognitive Störungen sowie Sprach-
und Verhaltensstörungen [13, 14, 133] und tragen darüber hinaus
das Risiko einer Hör- und Sehschwäche sowie von Störungen der
neurologischen Entwicklung [8, 48]. Selbst unter Kindern ohne
offensichtliche neurologische oder kognitive Anomalien besteht
im Vorschul- und Schulalter eine relativ hohe Inzidenz für
Schwächen in der Informationsverarbeitung und aufmerksam-
keitsabhängige Störungen [101]. In der Literatur [5, 8, 13, 14,
60, 99, 115, 133, 153, 159] besteht Übereinstimmung darüber,
daß sich ein Teil der Gesamtmortalität aus Schäden des in Entwicklung befindlichen Hirns infolge des belastenden Charakters
einer Intensivpflegeumgebung herleitet. Die Beziehungen zwischen der Entwicklung des fetalen Hirns, der Verhaltensorganisation und dem Umfeld werden in Anhang A dargestellt.

1.1 Schädliche Effekte der Pflege

Die Verletzlichkeit des Frühchens wird anhand der zahlreichen nachteiligen, deletären Effekte in Verbindung mit „Routineinterventionen" der Pflege wie Handling, Lagerung, orales und tracheales Absaugen, Wiegen, Röntgenuntersuchung und dem Anbringen von Sonden zur Überwachung [123] deutlich. Die Belastungsreaktionen im Bereich der Physiologie und des Verhaltens umfassen:

- Apnoe [66, 111, 123],
- Hypoxämie [10, 36, 97, 123, 139],
- Zyanose [60],
- Bradykardie und Tachykardie [67, 51, 111, 123, 134],
- systemische Hypertonie [51],
- erhöhten intrakraniellen Druck [122],
- Hyperexzitabilität [65, 66],
- Zustände der Vigilanz und Aktivität [60, 66],
- Erbrechen [65, 66, 117],
- Nach-Luft-Schnappen [66].

Statt zuwenig oder zuviel Stimulation wird jetzt vorgeschlagen, daß Kinder in der Neugeborenenintensivstation ein unangepaßtes *Muster* an Stimulation erhalten, z. B. unzusammenhängend, nicht reziprok, schmerzhaft (eher als angenehm) und multiple Reize [18, 68, 77, 198]. Die jüngste Forschung hat einen medizinischen Nutzen und Vorteile für die Entwicklung von Frühgeborenen gezeigt, die bezüglich ihres Verhaltens und ihres Umfeldes eine individualisierte Pflege erhalten [5, 6, 13, 14, 70].

1.2 Die Rolle der Pflegenden in der Neonatologie

Pflegende in der Neonatologie, an erster Stelle in der Neugeborenenintensivstation, befinden sich in einer Schlüsselposition, um das Umfeld des sich entwickelnden Neugeborenen signifikant und positiv zu beeinflussen [166] und sollten in Übereinstimmung mit dem „Kodex für professionelles Verhalten" [151] des Britischen Zentralrats für die Pflege „sicherstellen, daß keine

Handlung oder Unterlassung ihrer- bzw. seinerseits dem Zustand oder der Sicherheit von Patienten abträglich ist" und „jede vernünftige Gelegenheit wahrnehmen, um professionelles Wissen und Fachkompetenz zu erweitern".

Um ihrer Rolle gerecht zu werden, müssen Pflegende in der Neonatologie die Verantwortung für das Entdecken und Beseitigen von Reizquellen in der Umgebung des Frühgeborenen übernehmen, die das sich entwickelnde Nervensystem schädigen können [89, 102, 115, 148]. Es ist äußerst wichtig zu erkennen, daß sie das Ergebnis der Entwicklung von Frühgeborenen verbessern können, indem sie deren besondere Bedürfnisse verstehen, über die neuromotorische Entwicklung, die Frühintervention und die Elternschulung und -beratung Bescheid wissen, und indem sie mit anderen Vertretern der Pflege- und Gesundheitsberufe interdisziplinär zusammenarbeiten [26, 99, 102].

1.3 Entwicklungsfördernde Intervention

Die entwicklungsfördernde Intervention dient einem zweifachen Zweck:

- Verringern schädlicher Reize auf das niedrigste mögliche Niveau,
- Bereitstellen geeigneter Entwicklungsmöglichkeiten [5, 65, 71, 153, 161, 166].

Beiden Punkten in einer typischen Neugeborenenintensivstation gerecht zu werden, stellt eine enorme Herausforderung dar.

Unter Verwendung eines Ansatzes der Frühentwicklung neurologischer Systeme (neurodevelopmental systems approach) bietet dieses Buch eine kritische Durchsicht der neueren Literatur, faßt Themen zusammen und empfiehlt einen Entwicklungsförderplan für Frühgeborene. Die besprochenen Systeme umfassen das Sehen, das Hören, das Somatosensorium und die neuromotorische Entwicklung.

Die Implementierung einer entwicklungsfördernden Pflege in der Intensivpflege wird angesprochen in Form von Methoden zur Einschätzung von Verhaltens(hin)weisen Frühgeborener und der Formulierung eines Entwicklungsförderplans, beruhend auf den Empfehlungen, die nach kritischer Auswertung der Literatur vorgeschlagen werden. Zum Schluß wird die mögliche Auswirkung der Implementierung eines solchen Entwicklungsförderplans auf das Behandlungsergebnis und den Folgezustand dieser Frühgeborenen diskutiert.

2 Methoden

2.1 Literatursuche

Die Berichte aus der Forschung über entwicklungsfördernde Pflege für Frühgeborene wurden überprüft, indem über CINAHL und MEDLINE nach Literatur gesucht wurde, die zwischen Januar 1982 und August 1994 bzw. Januar 1989 und Dezember 1993 publiziert wurde. Bei der Suche verwendete Stichworte waren „frühgeboren", „Entwicklungs...", „Handling", „Berührung", „Lagerung", „Massage", „Geräusche", „Licht" und „Umgebung/ Umfeld". Listen mit Quellenangaben erhielten wir auch während eines Studientages, abgehalten im Juni 1994 im St. Marys Hospital, London, zum Thema „Entwicklungsfördernde Pflege in der Neugeborenenintensivstation – der NIDCAP-Ansatz" sowie im persönlichen Gespräch mit einer amerikanischen Entwicklungsspezialistin und -forscherin, Kathleen Vandenberg, die an diesem Studientag Gastreferentin war. Mehrere Forschungsberichte, die immer wieder in Quellenverzeichnissen von Übersichtsartikeln aus der anfänglichen Computersuche auftauchten, wurden zu ihren Primärquellen zurückverfolgt und dieser Literaturübersicht hinzugefügt.

2.2 Einteilung der Artikel

Die 131 relevanten Forschungsberichte und Literaturübersichten, die sich bei dieser Quellensuche in den Bereichen Pflege, Medizin, Physiotherapie und Beschäftigungstherapie sowie unter den Quellen für Entwicklungsspezialisten fanden, wurden in die nachfolgend genannten großen Kategorien eingeordnet, welche

sich auf Frühgeborene in der Intensivpflege beziehen. Die Anzahl der Artikel in jeder der herausgearbeiteten Kategorien findet
sich in Klammern hinter der Bezeichnung der Kategorie. Die Kategorien umfassen: Lärm (4), Licht (7), Berichte, die sowohl
Lärm als auch Licht ansprechen (4), Handling (16), Lagerung
(24), Berührung/taktile Stimulation (19), Massage (11). Kängu-
ruhmethode (9), Faktoren, die zur intraventrikulären Hämorrhagie beitragen (7), Techniken zur Verhaltenseinschätzung (4) und
Interventionsstrategien in der entwicklungsfördernden Pflege
(26).

Ausnahmslos alle Beiträge zur entwicklungsfördernden
Pflege und Intervention in dieser Literatursuche stammen aus
den USA, und dies trägt möglicherweise dazu bei, daß Entwick-
lungsförderpläne in Großbritannien bisher weder formuliert noch
implementiert wurden und auch weitere Forschungsergebnisse
nicht bis in die Neugeborenenintensivstationen gelangt sind.

2.2.1 Theoretischer Bezugsrahmen der Frühentwicklung neurologischer Systeme

Für den Gegenstand dieses Buches konzentrieren sich die zu ana-
lysierenden Kategorien auf diejenigen, welche Themen der Pflege in bezug auf die Entwicklung Frühgeborener aufgreifen; diese
wurden zu einem theoretischen Bezugsrahmen der Frühentwicklung neurologischer Systeme zusammengestellt (Tab. 2-1). Die
innerhalb eines jeden Systems kritisch zu untersuchenden Kategorien sind: Licht (Sehen), Lärm (Gehör), Handling, taktile oder
kinästhetische Stimulation und Massage (Somatosensorium) und
Lagerung (neuromotorische Entwicklung). Die Besprechung von
Systemen in dieser Abfolge erleichtert ein Fortschreiten von allgemeinen Betrachtungen hinsichtlich der Umgebung, Licht und

**Tab. 2-1   Theoretischer Bezugsrahmen der Entwicklung
neurologischer Systeme**

- Sehen
- Hören
- Somatosensorium
- Neuromotorische Entwicklung

Lärm, zu spezielleren Pflegeinterventionen, die Handling und Lagerung umfassen. Dies alles sind Faktoren, die das Frühgeborene in der Neugeborenenintensivstation potentiell beeinträchtigen. Tabelle 2-2 führt nach Literaturübersichten und empirischen Studien unterteilte Referenzen an, die für jede Kategorie gefunden wurden.

2.3 Licht

Unter der Literatur, die sich speziell mit Licht befaßt, fanden sich vier empirische Studien, die sowohl aus dem Bereich der Pflege [17, 64] als auch der Medizin [63, 103] stammen. Obwohl bei einigen Gelegenheiten verschiedene Variablen gemessen wurden, kamen diese Studien in die Auswahl für die kritische Analyse, weil sie bezüglich der Untersuchung der Effekte, die eine abnehmende Umgebungsbeleuchtung [17, 64] oder zyklisch wechselnde Lichtintensitäten [17, 64] auf das Frühgeborene in der Neugeborenenintensivstation haben können, vergleichbar waren.

2.4 Lärm

Lärmpegel in der Neugeborenenintensivstation haben in der pädiatrischen Literatur wechselnde Aufmerksamkeit gefunden [96]; die meisten Studien wurden in den 70er Jahren durchgeführt. Die vorliegende Literatursuche ergab sieben Artikel, die sich mit Lärm befassen (s. Tab. 2-2), nur zwei davon waren empirische Studien, in denen als Schwerpunkt die Auswirkungen von Lärm auf Kinder in der Neugeborenenintensivstation untersucht wurden [96, 141]. In einer weiterführenden Studie von Horsley [80] wurden die Lärmpegel, Lichtintensitäten und das Handling bestimmt, denen Neugeborene in einem Zeitraum von 24 Stunden ausgesetzt waren. Die physiologischen Effekte und die Auswirkungen auf das Verhalten wurden jedoch nicht erfaßt. Obwohl scheinbar ein Mangel an neuerer exakter Dokumentation über die Langzeiteffekte von Lärm auf das Frühgeborene in der Neugeborenenintensivstation besteht [98], bedeutet dies nicht, daß die Wirkung von Lärm auf das Kind nicht dargestellt werden kann. Und obwohl sie bereits über zehn Jahre alt ist, wurde die Studie von Long et al. [96] aus diesem Grund zusammen mit einer Pflegestudie von Strauch et al. [141] über die Auswirkungen von Lärmpegeln auf den Schlafzustand von Kindern in die Analyse aufgenommen, obwohl keine der Studien ausschließlich Frühgeborene untersuchte.

2.5 Handling

Elf der Quellen über das Handling Neugeborener, die Intensivpflege erfordern, waren empirische Studien (s. Tab. 2-2). Die Suche für die kritische Analyse wurde reduziert durch Weglassen medizinischer Studien, die älter als zehn Jahre waren [36, 66, 97, 111, 139] und sich allesamt mit den Auswirkungen des Handlings bei Hypoxämie befaßten. Dies wurde in einer neueren empirischen Pflegestudie von Cooper Evans [32] untersucht und hier zur kritischen Besprechung aufgenommen. Die zur Besprechung noch verbleibenden Forschungsstudien werden unterteilt in Untersuchungen an Frühgeborenen bezüglich der Art der Pflegekontakte [157], physiologische Reaktionen auf Pflegeinterventionen [32, 67, 123] sowie Reaktionen im Verhalten und körperliche Reaktionen auf Entwicklungsinterventionen während des Handlings [100, 160]. Die Reaktionen Frühgeborener auf Handling sind sowohl in der Pflege als auch in der medizinischen Literatur reichlich vertreten, obwohl bei der Suche keine evaluierenden Studien über die vorgeschlagenen Pläne für eine geringstmögliche Belästigung der Kinder (Minimal handling) [89] gefunden wurden.

2.6 Taktile oder kinästhetische Stimulation und Massage

Der Begriff „taktile oder kinästhetische Stimulation" wurde in der Literatur auch als „Streicheln" oder „Massage" angesprochen [57], für den Zweck dieses Buches wurden daher Studien durchgesehen, die sich auf beides beziehen. Die Literatur zur Analyse wurde aus den 13 verfügbaren empirischen Studien (s. Tab. 2-2) auf der Grundlage ausgewählt, daß die Untersuchung weniger als zehn Jahre alt war und die Stichprobe ausschließlich aus Frühgeborenen bestand. Im einzelnen stellten alle Untersucher in den ausgewählten fünf Studien die gleiche Frage: Welche Auswirkung hat taktile oder kinästhetische Stimulation auf Frühgeborene? [2, 53, 113]. Eine interessante Beobachtung bestand darin, daß die Informationen zu dieser Kategorie überwiegend aus Pflege-Quellen stammten, worin sich die wachsende Erkenntnis widerspiegeln mag, daß Pflegende in der Primärversorgung eine Schlüsselrolle bei der Untersuchung von Interventionen spielen, die das Behandlungsergebnis bei Frühgeborenen in der Neugeborenenintensivstation verbessern können.

2.7 Lagerung

Bei der Betrachtung der korrekten Lagerung Frühgeborener ließ eine kombinierte Durchsicht der Forschung auf den Gebieten Medizin, Physiotherapie und Pflege vier Kernbereiche deutlich werden, jedoch waren evaluierende Studien über die Wirkung von Lagerung auf die Entwicklung des Frühgeborenen relativ begrenzt. Die angesprochenen Kernbereiche waren:

- die Auswirkungen der Rücken- im Vergleich zur Bauchlage auf die Sauerstoffversorgung und den Energieverbrauch [58, 94, 106],
- Seitenlagerung [23],
- Schulterentwicklung [61],
- Schädelformung [4, 24, 28, 76, 105] und
- Hüfthaltung [44].

Zur kritischen Durchsicht wurden aus dieser Literatursuche fünf Studien ausgewählt, die unmittelbare Implikationen für die Ausrichtung der klinischen Pflegepraxis haben [44, 58, 61, 76, 106].

Tab. 2-2 **Literatur zu den herausgearbeiteten Kategorien,** unterteilt
nach Übersichtsarbeiten und empirischen Studien (s. a. Quel-
lenverzeichnis).

Kategorie	Übersichtsarbeit	Empirische Studie
Lärm	Letko (1992) (P)	Leonard (1993) (P), Long et al. (1980a) (M), Strauch et al. (1993) (P)
Licht	Gardner und Hagedorn (1990) (P), Glass (1993) (M), Sisson (1985) (M)	Blackburn und Patteson (1991) (P), Glass (1993) (M), Gordon Shogan und Schumann (1993) (P), Mann et al. (1986) (M)
Lärm und Licht	Lotas (1992) (P), Treas (1993) (P), Weibley (1989) (P)	Horsley (1990) (P)
Handling	Field (1990) (M), Gunderson und Kenner (1987) (P), Langer (1990) (P), Parker (1990) (P), Sparshott (1991) (P)	Cooper Evans (1991) (P), Danford et al. (1983) (M), Gorski et al. (1983) (M), Gorski et al. (1990) (M), Long et al. (1980b) (M), McCain (1992) (P), Murdoch und Darlow (1984) (M), Peters (1992) (P), Speidel (1978) (M), Werner und Conway (1990) (P), White-Traut et al. (1993) (P)
Taktile/kinästhetische Stimulation	Adamson-Macedo (1990) (M), Barnett (1972) (P), Carruthers (1992) (P), Degen Horowitz (1990) (M), Ingham (1989) (P), Korner (1990) (M), Lester und Tronick (1990) (M),	Adamson-Macedo (1986) (M), Blanchard et al. (1991) (Ph), Bodolf Rausch (1981), Field et al. (1986) (P), Harrison et al. (1991) (P), Koniak-Griffin und Ludington-Hoe (1988) (P),

Tab. 2-2 Fortsetzung

Kategorie	Übersichtsarbeit	Empirische Studie
	Sayre-Adams (1991) (P), Slusher und McClure (1992) (P), Sparshott (1990) (P), Tronick et al. (1990) (M)	Nelson etal. (1986) (P)
Massage	Adamson (1993) (P), Clarke (1992) (A), Isherwood (1994) (P), Paterson (1990) (P), Russell (1993) (P), Weber (1991) (A)	Booth et al. (1985) (P), Field et al. (1987) (P), Hartelius und Rasmussen (1992) (P), White-Traut und Goldman (1988) (P), White-Traut und Hutchens Pate (1987) (P)
Lagerung	Bellefeuille-Reid und Jakubek (1989) (B), Bottos und Stefani (1982) (M), Cubby (1991) (P), Elmer und Gregg (1979) (M), Fay (1988) (P), Munro (1988) (M), Perez-Woods et al. (1992) (P), Pym (1992) (Ph), Turrill (1992) (P), Updike et al. (1986) (B), Warren (1993) (P), Young (1994) (P)	Alley (1981) (M), Bozynski et al. (1988) (M), Budreau (1987) (P), Cartlidge und Rutter (1988) (M), Downs et al. (1991) (Ph), Fox und Molesky (1990) (P), Georgieff und Bernbaum (1986) (M), Hemingway und Oliver (1991) (P), Kurlak et al. (1994) (P), Lioy und Maginello (1988) (M), Marsden (1980) (M), Masterson et al. (1987) (M)

Die Buchstaben in Klammern stehen für folgende Informationsquellen:
P Pflege; M Medizin; Ph Physiotherapie, B Beschäftigungstherapie;
A Alternative Behandlung.

Tab. 2-3 Analyse von Forschungsstudien zur entwicklungsfördernden Pflege.

Studienziel	Ort der Erhebung	Stichprobe	Untersuchungsbedingungen
LICHT Gordon Shogan und Schumann [64] untersuchten die Beziehung zwischen Umgebungsbeleuchtung und Sauerstoffsättigung an Frühgeborenen.	Tertiäre NICU	n = 27, Zufallsstichprobe weißer Frühgeborener, 26.–37. SSW. Einschlußkriterien: > 2 Tage alt; Hämatokrit und Hämoglobinwerte normal; keine Sepsis; keine Phototherapie; kein mütterlicher Diabetes; Einverständnis der Eltern nach Aufklärung	Die Kinder dienten als ihre eigenen Kontrollen. Alle wurden mit dem Kopf in einem Winkel von 20° in Bauchlage untersucht, und zwar in den Zeiten zwischen den Fütterungen oder Behandlungen sowie im Schlaf. Vorgehen: 1) Messen der Raumbeleuchtung bei eingeschalteten Deckenleuchten; 2) kontinuierliche Bestimmung der S_aO_2-Werte über 5 min als Ausgangswert; 3) bei 5 min stufenloses Herunterregeln der Deckenleuchten, Abdecken des Inkubators und Bestimmung der Leuchtstärke; 4) Bestimmung des S_aO_2-Werts bei 1 min, 5 min und kontinuierlich über 30 min; 5) nach 30 min Rückkehr der Beleuchtung auf Ausgangsstärke, Aufdecken des Inkubators; Aufzeichnen der S_aO_2 1 und 5 min nach Heraufregeln der Beleuchtung. Alle intervenierenden Variabeln, die im Beobachtungszeitraum auftraten, wurden verzeichnet.
Blackburn und Patteson [17] untersuchten die Auswirkung unterschiedlicher Beleuchtung auf den Aktivitätsstatus und die Herz-Kreislauf-Funktionen Frühgeborener.	Tertiäre NICU	n = 18, Zufallsstichprobe aus 18 Frühchen, geborenen vor der 34. SSW; keine bedeutenden Anomalien oder Drogenabhängigkeit der Mutter in der Anamnese.	*Gruppe unter Dauerbeleuchtung* (n = 9): Es wurde nicht zu kontrollieren versucht, wann bei diesen Kindern das Licht an- oder ausgeschaltet wurde. *Gruppe unter zyklischer Beleuchtung* (n = 9): Decken- und Einzelbeleuchtung wurden innerhalb von 24 Stunden für eine gewisse Zeit ausgeschaltet. An: abends (von 16.00 bis 24.00 Uhr). Aus: morgens (von 6.00 bis 9.00 Uhr). Während der Phase gelöschter Beleuchtung wurde das Licht alle 2–3 Stunden für Pflegemaßnahmen kurz eingeschaltet.

RR Blutdruck; HF Herzschläge/min; ICP intrakranieller Druck; Frühgeborenenstation mit Schwerpunkt Entwicklungsförderung (NDU, newborn developmental unit); NICU Neugeborenenintensivstation; p_aO_2 arterieller Sauerstoffpartialdruck; RDS Respiratory distress syndrome = Atemnotsyndrom; AF Atemzüge/min; S_aO_2 arterielle Sauerstoffsättigung; SSW Schwangerschaftswoche; ZNS Zentralnervensystem

Datenerhebung	Analyse	Ergebnisse	Einschränkungen
Kontinuierliche Aufzeichnung der S_aO_2-Werte mittels Nellcor-Oximeter N 2000 auf Papierstreifen unter Verwendung eines Nellcor-Gerätes N 9000. Der Untersucher legte die Untersuchungsintervalle fest.	Beschreibende Analyse ($\bar{x}$ und s); Varianzanalyse wiederholter Messungen (ANCOVA – Kovarianzanalyse); χ^2-Test.	Nach dem Herabregeln der Beleuchtung fand sich kein signifikanter Unterschied in der S_aO_2-Abnahme; 22 % der Kinder zeigt eine signifikante S_aO_2-Abnahme innerhalb von 1 min nach Herabregeln der Beleuchtung. **Schlußfolgerung:** Ein rascher Anstieg der Umgebungsbeleuchtung von 54 auf 1076 lux kann einen Stressor für Frühgeborene und jüngere Babys darstellen.	Die Kinder könnten sich an den Ausgangswert der Beleuchtungsstärke in der NICU von 1076 lux gewöhnt haben, wodurch die Ergebnisse bei herabgesetzter Beleuchtung beeinflußt worden sein könnten. Geringer Stichprobenumfang. Mögliche Beeinträchtigung der internen Validität durch intervenierende Variable, da der Umgebungslärm nicht kontrolliert und festgestellt wurde, daß er Auswirkungen hat.
Aufzeichnung der Aktivität des Kindes und der Lichtverhältnisse mit Zeitraffervideo. Die Erfassung der Herz-Kreislauf-Daten über einen Hewlett-Packard-Monitor war durch eine interne Computer-Uhr und einen Zeit-Datum-Generator mit der Videoaufzeichnung synchronisiert. Zur Kodierung der kindlichen Aktivität wurde eine 8-Punkte-Skala verwendet.	Experimentelle Studie. t-Test zur Analyse der Unterschiede zwischen statistischen Werten zweier Stichproben.	HF und Aktivität lagen niedriger bei Kindern unter zyklischer Beleuchtung. Ein Unterschied der AF bestand nicht. In der Gruppe unter zyklischer Beleuchtung gab es längere Phasen der Inaktivität und Ruhe. **Schlußfolgerung:** Abnehmende Beleuchtungsstärken am Abend und während der Nacht können die Ruhe und in der Folge auch die Schonung der Körperkräfte Frühgeborener fördern.	Veränderungen der AF und der Aktivität können eher auf umfassende Veränderungen der Umgebung als auf eine reduzierte Beleuchtung zurückzuführen sein, d. h., wenn die Beleuchtung reduziert wird, gehen auch der Lärm und die Aktivität des Personals zurück; mögliche Beeinträchtigung der internen Validität. Es wurde weder über die den Gruppen zugeordneten Kinder noch über die Methode zur Analyse oder zum Vergleich der Daten berichtet. Geringer Stichprobenumfang. Keine Aufzeichnungen über die Zustimmung der Eltern.

Methoden

Tab. 2-3 Fortsetzung

Studienziel	Ort der Erhebung	Stichprobe	Untersuchungsbedingungen
LÄRM Long et al. [96] untersuchten: a) Umgebungs- lärmpegel vor und nach Modifikation oder Elimination lärmerzeugender Aktivitäten und b) die Auswirkun- gen von Lärm auf das Verhalten und das physiologische Ansprechen Früh- geborener.	Tertiäre NICU	a) NICU-Personal und Umfeld; b) n = 2 Frühgebo- rene, männlich, 7 Tage alt: • 35. SSW, 2430 g, kein zusätzlicher Sauerstoff; • 34. SSW, 2020 g, 25 % Sauerstoff im Inkubator.	*a) Umfeld* Kontrollphase: Lärmausgangswer- te, bestimmt in Dezibel (dB). Mes- sungen an verschiedenen Orten in- nerhalb der Station zwischen 8.00 und 15.00 Uhr; 5 Drei-Stunden- Aufzeichnungen über 1 Woche. Testphase: Nach Modifikation der am stärksten lärmerzeugenden Ge- räte und Besprechen von erneut lärmreduzierenden Maßnahmen mit dem Personal wurde der oben beschriebene Vorgang wiederholt, wobei gleichzeitig die Werte inner- halb der Inkubatoren gemessen wurden. *b) Kinder* Die Kinder dienten als ihre eigene Kontrollgruppe. Über eine Phase von 2 Stunden wurden bestimmt: HF, AF, $p_{tc}O_2$ und ICP.
Strauch et al. [141] untersuchten die Auswirkung einer Ruhestunde auf die Lärmpegel und Schlafzustände der Kinder.	NDU	Aufnahmekriterien für die NDU: Stu- fen 1 und 2: ge- ringfügige bis pro- longierte Entwick- lungsunterbrechun- gen, die eine begrenzte bis defi- nierte Intervention erfordern, um phy- sische und psycho- soziale Auswir- kungen zu verhindern oder abzuschwächen. Stufe 3: schwere oder chronische Störung, die eine strukturierte Inter- vention erfordert, um eine normale Funktion entspre- chend ihrem Po- tential zu fördern. Stufe 4: Kind, des- sen Tod unmittel- bar (innerhalb von 24 h) bevorsteht, bei dem keine le- bensverlängernden Maßnahmen mehr geplant sind.	*Kontrollbeobachtungen:* Lärmpe- gel und kindlicher Status über 1 Woche bestimmt. *Ruhestunde:* 3 Wochen lang am Ende jeder 8-Stunden-Schicht im- plementiert. 1. und 2. Woche: Rou- tine etabliert; 3. Woche: Lärmpegel und kindlicher Status bestimmt. *Ruhestunde:* 1) Sprechen am Bett auf Flüstern reduziert. 2) Kein großes Gerät auf der Sta- tion zugelassen. 3) Spezielle Bemühungen darum, Türen nicht zuzuwerfen, Müllei- mer nicht zuzuknallen und Inkuba- toröffnungen nicht laut zu schlie- ßen oder Stühle umherzuziehen. 4) Ärztliche Visiten nicht gestattet. 5) Rasche Reaktion auf Alarm und schreiende Kinder. 6) Alle Telefonate ins Stationszim- mer umgeleitet. 7) Neuordnen der Pflegetätigkei- ten, um die Kinder so wenig wie möglich zu stören.

Datenerhebung	Analyse	Ergebnisse	Einschränkungen
a) Umfeld: Lärm gemessen mit einem gängigen Radio-1565-A-Geräuschpegelmesser, eingestellt auf eine A-gewichtete Skala und kalibriert auf einen Mehrkanal-Endlospapierschreiber. b) Kinder: 4 Stunden polygraphische Aufzeichnung von HF, AF, $p_{tc}O_2$, und ICP, letzterer gemessen über die vordere Fontanelle mit einem Ladd-ICP-Monitor.	a) Strikte quantitative Analyse nicht durchgeführt. Vergleich zwischen Abweichungen mit hoher Amplitude und Aktivitäten des Personals. Vergleich der Aufzeichnungen der Kontroll- und Testphasen. b) Keine statistische Analyse erkennbar. Polygraphische Aufzeichnung eines Kindes dargestellt.	Ausgangslärmwerte 60 – 65 dB. Alle hochamplitudigen Aufzeichnungen in Verbindung mit Aktivitäten des Personals. Reduzierte Ausgangs-dB-Werte und Abweichungen während der Testphase. **Schlußfolgerung:** NICU-Personal trägt zum Umgebungslärmpegel bei. Abnahme des $p_{tc}O_2$ und Anstieg von HF, AF und ICP als Reaktion auf Lärmreize. **Schlußfolgerung:** Lärm kann Hypoxämie verursachen.	Externe Validität fraglich – Stichprobenumfang begrenzt. Wiederholung mit größerer Stichprobe und/ oder als Multicenterstudie erforderlich. Die Untersuchungsbedingungen bildeten keine Einschränkung für mögliche intervenierende Variablen, wie z. B. Handling oder Lichtverhältnisse, als Ursache der Hypoxämie. Keine statistische Analyse, lediglich beschreibende Vergleiche.
Lärmpegel: Gemessen mit handgehaltenem dB-Meßgerät an 5 Stellen der Einheit während der letzten Stunde jeder 8-Stunden-Schicht an 7 aufeinanderfolgenden Tagen. Status der Kinder: wie von Als (1983, zitiert bei Strauch et al. [141]), gemessen von trainierten Untersuchern; Interreliabilität der Untersucher: 0,90.	Lärmpegel: 5 × 3 × 7 × 2 Varianzanalyse (Ort × Schicht × Tag × Versuch), wobei die Schicht zwischen dem Ort und wiederholten Messungen der letzten beiden Faktoren eingebettet war. Status der Kinder: Kruskal-Wallis-Test der Auswirkung des Versuchs, des Tages oder der Schicht (Kontrolle versus Ruhestunde) auf den Status der Kinder.	Die durchschnittlichen Lärmpegel waren unter der Woche höher (64 dB) als an den Wochenenden (52 dB), mit einer signifikanten Abnahme des Lärms während der Ruhestunde (52,2 dB) im Vergleich zur Kontrollgruppe (58,3 dB). Während der Ruhestunden verbrachten die Kinder mehr Zeit im Schlaf oder in leichtem Schlaf. **Schlußfolgerung:** Lärmpegel in NDUs können durch eine Interventionsphase der Lärmreduktion signifikant gesenkt werden, und gesenkte Lärmpegel haben einen positiven Effekt auf den Status des Kindes.	Die Kinder in jeder Kontroll- und Interventionsphase waren nicht notwendigerweise dieselben, und eine Randomisierung der Kinder war nicht möglich. Potential für störende Ereignisse während der Phasen der Datenerhebung. Keine Aufzeichnung über die Anzahl der Kinder, die an der Studie teilnahmen. Anzahl der Unterbrechungen während der Ruhestunden nicht bestimmt. Keine Kontrolle der kindlichen Entwicklung oder des Schweregrades der Erkrankung.

Tab. 2-3   Fortsetzung

Studienziel	Ort der Erhebung	Stichprobe	Untersuchungsbedingungen
HANDLING UND BERÜHRUNG Cooper Evans [32] untersuchte a) Häufigkeit, b) Dauer und c) Ausmaß hypoxämischer Episoden in bezug auf Pflegemaßnahmen während der ersten 72 Lebensstunden Frühgeborener mit RDS und d) stellte Aktivitäten heraus, bei denen der $p_{tc}O_2$ am stärksten absank.	Tertiäre NICU	n = 13, Zufallsstichprobe Frühgeborener. *Einschlußkriterien:* Diagnose eines RDS, < 34. SSW, < 72 h alt, Hämatokrit, Hämoglobin und Körpertemperatur normal, Größe dem Gestationsalter entsprechend, keine angeborene Anomalie, intubiert und unter intermittierender Beatmung.	*Definitionen* *Pflegeaktivitäten:* Intervention mit taktilem Kontakt zwischen Pflegeperson und Kind oder daran befestigter Ausrüstung. *Hypoxämie:* $p_{tc}O_2$ < 50 mmHg über mehr als 1 min. *Hyperoxämie:* $p_{tc}O_2$ > 100 mmHg über mehr als 1 min. *Kontrollphase:* mindestens 10 min Ruhe vor der Beobachtungsphase. *Beobachtungsphase:* kontinuierliche Aufzeichnung der physiologischen Daten ($p_{tc}O_2$, HF, AF, RR) über 60 min; Dokumentation der Hautfarbe und Aktivität jede Minute durch den Untersucher; kein Versuch einer Kontrolle der Art oder Abfolge der Pflegeinterventionen. Wechsel des Untersuchers alle 30 min, um Ermüdung zu verhindern.
Field et al. [57] untersuchten die Auswirkungen von Massage auf das Wachstum und die Entwicklung Frühgeborener.	Tertiäre NICU bis Gedeihstation (grower nursery)	n = 40 *Einschlußkriterien:* Zustand medizinisch stabil, < 36. SSW, < 1500 g Geburtsgewicht. Keine angeborenen Herzmißbildungen, ZNS-Störungen, Drogenabhängigkeit oder angeborene Anomalien. Weder zusätzlich verabreichter Sauerstoff noch intravenöse Ernährung. Pflege aller Kinder in der Isolette und mit der Flasche.	*Kontrollgruppe:* n = 20, keine kontrollierte taktile Stimulationsphase. *Behandelte Gruppe:* n = 20, taktile Stimulation über 15 min zu Beginn einer jeden Stunde eines 3-Stunden-Intervalls, 30 min nach der ersten Fütterung am Morgen an 10 Wochentagen (Wochenende ausgenommen). Stimulationssitzungen: 3 standardisierte 5-Minuten-Phasen. Phasen 1 und 3: taktile Stimulation – Streicheln in Bauchlage. Phase 2: kinästhetische Stimulation – passive Beuge- und Streckbewegungen in Rückenlage (zeitliche Abfolge und Anzahl der Streichelbewegungen detailliert bei Field et al. [57]). Am Schluß der Behandlung: Aufzeichnen der Beobachtungen des Schlaf-Wach-Verhaltens über 45 min.

Datenerhebung	Analyse	Ergebnisse	Einschränkungen
Ein Novametrix-818-Meßgerät zur transkutanen Messung der Sauerstoffkonzentration besorgte den Ausdruck des kontinuierlich aufgezeichneten $p_{tc}O_2$. Ein Dynograph-R611-Rekorder für physiologische Daten besorgte den Ausdruck von HF, AF und RR auf Diagramm-Endlosformblättern. Die Anderson-State/Activity-Skala diente der Kodierung der kindlichen Aktivität auf einer Skala von 1 bis 12.	Geometrisch berechnete Durchschnittswerte für die Kontrollphase jeder Aufzeichnung. Deskriptive Statistik verwendet zur Bestimmung der Häufigkeit einer Hypoxämie und der Zeit bis zur Rückkehr auf die Ausgangswerte. Zählung der Häufigkeit von Interventionen mit Auswertung begleitender Veränderungen des $p_{tc}O_2$.	Pflegemaßnahmen wurden während durchschnittlich 24 % des Beobachtungszeitraumes durchgeführt (Streubereich 6–26 min). Die häufigsten Aktivitäten waren Absaugen, Umlagern und die Gewinnung von Proben für die Blutgasanalyse. Hypoxämieepisoden: 0–3 pro Kind, durchschnittlich 6,8 min pro Episode oder 11,3 min pro Kind. Durchschnittliche Größe des herabgesetzten $p_{tc}O_2$ 39,7 mmHg. **Schlußfolgerung:** Handling und Pflegeaktivitäten können Hypoxämie verursachen.	Die Kinder erhielten nicht alle die gleichen Pflegemaßnahmen, was die Interpretation der Ergebnisse einschränkt. Keine Kontrolle über Art und Abfolge der Interventionen. Intervenierende Variablen, z. B. Lärm und Licht, können zu den Ergebnissen beigetragen haben und bilden so eine Gefährdung für die interne Validität der Studie. Geringer Stichprobenumfang. Kein Hinweis auf Zustimmung der Eltern. Keine Kontrolle des Schweregrades oder der Instabilität der Erkrankung der Kinder, daher Gefährdung der internen Validität.
Klinische Daten, d. h. Gewicht, Anzahl und Volumen der Mahlzeiten, entnommen aus den Klinikakten. Brazelton-Neonatal-Behaviour-Assessment-Skala am Schluß der Behandlungsphase. Interreliabilität der Untersucher: 90 %. Aufzeichnung des Schlaf-Wach-Verhaltens über ein 9-Punkte-Kodiersystem in 10-s-Intervallen. Interreliabilität der Untersucher 85 %. Nachuntersuchung nach 6 Monaten: Messen des Wachstums und Bayley-Skalen zur kindlichen Entwicklung.	Mehrstichproben- und Ein-Stichproben-t-Tests, um zu bestimmen, wie die Stimulation auf die Kinder wirkte.	Stimulierte Kinder zeigten eine durchschnittlich 47 % größere tägliche Gewichtszunahme; bei der Nachuntersuchung nach 6 Monaten besseres Abschneiden auf der Brazelton-Skala für Habituation, Orientierung, in den motorischen Testpunkten sowie in den Testpunkten zur Bestimmung des Gesamtstatus; aktiver während der Schlaf-Wach-Beobachtungen; besseres Abschneiden auf den Bayley-Skalen zur mentalen und motorischen Entwicklung im Vergleich zu den Kindern der Kontrollgruppe. **Schlußfolgerung:** Taktile Stimulation scheint das Wachstum und die Entwicklung Frühgeborener zu fördern.	Es ist bekannt, daß der Schweregrad der neonatalen Erkrankung und die häusliche Umgebung das Ergebnis beeinflussen, in der Beschreibung der Stichprobe jedoch nicht berichtet werden. Die Bayley-Skalen zur kindlichen Entwicklung sind ein unzureichendes Instrument zur Vorhersage des kognitiven Ergebnisses. Kein Hinweis auf die Methode zur Berechnung der Interreliabilität der Untersucher.

Tab. 2-3 Fortsetzung

Studienziel	Ort der Erhebung	Stichprobe	Untersuchungsbedingungen
LAGERUNG Fox und Molesky [58] untersuchten die Beziehung zwischen p_aO_2 und Bauch- bzw. Rükkenlage bei Neugeborenen mit RDS.	Tertiäre NICU	n = 25, Frühgeborene. *Einschlußkriterien:* ≤ 36. SSW, Diagnose eines RDS, endotracheale Intubation und intermittierend-mandatorische Beatmung und/oder CPAP. Zusätzlich Sauerstoff. Katheter zur Messung der Sauerstoffspannung der funktionellen Nabelarterie in situ. Keine relaxierenden Substanzen. Einverständniserklärung der Eltern nach Aufklärung.	Die Kinder werden im Inkubator auf schwingungsgedämpften Wasserbetten (zur Verminderung vestibulärer Überstimulation) mit um 30° hochgelagerten Kopf versorgt. Jedes Kind wird in Bauch- und in Rückenlage versorgt und dient so als seine eigene Kontrolle. Die zufällige Zuordnung der zuerst aufzuzeichnenden Stellung wurde durch Werfen einer Münze bestimmt. *Vorgehen:* Position 1, vor Datenerhebung konnte das Kind einschlafen. Die Messungen des p_aO_2 begannen spätestens 5 min nach der Lagerung (Streubereich: 5–19 min) und wurden für 15 min alle 30 s fortgesetzt. Das Kind wurde dann in Position 2 gedreht, konnte sich beruhigen, und das Vorgehen wurde wiederholt. Die Daten wurden über 1 h gesammelt, während der die Sauerstoff- und Beatmungsparameter unverändert blieben. Beschreibungen der Bauch- und Rückenlage sind enthalten.
Downs et al. [44] untersuchten, ob das Aufrechterhalten funktioneller Körperhaltungen während des Krankenhausaufenthaltes die Entwicklung einer Froschhaltung oder einer abgeflachten Haltung verhindert.	Tertiäre NICU	n = 45, Zufallsstichprobe Frühgeborener. *Einschlußkriterien:* < 33. SSW. Zustimmung der Eltern lag vor. Keine genetischen oder angeborenen Gliedmaßenanomalien.	Eine Tafel mit Zufallszahlen diente der Zuordnung zu einer Gruppe. *Kontrollgruppe:* n = 24. Die Kinder wurden entsprechend der in der Neugeborenenstation üblichen Pflegepraxis gelagert. Bevorzugt wurde die Bauchlage ohne Hüftunterstützung. *Behandelte Gruppe:* n = 21. Die Interventionsgruppe erhielt spezifische Hüftunterstützung, beginnend im Alter von 7 Tagen und fortgesetzt, bis das Baby mindestens im korrigierten Alter von 36 Wochen war. *Bauchlage* mit Beckenhochlagerung, das Gewicht getragen vom vorderen Knie, und die Hüften nicht über 90° gebeugt. *Seitenlage:* Körperstamm senkrecht zur Unterlage, mit beiden Armen nach vorn; das untenliegende Bein in Neutralstellung. Rückenlage: Knie und Ellenbogen über der Oberfläche abgestützt, um die Hüft- und Schulterabduktion zu reduzieren.

Datenerhebung	Analyse	Ergebnisse	Einschränkungen
P_aO_2 gemessen über eine einliegende Elektrode im Katheter zur Bestimmung der Sauerstoffspannung in der Nabelarterie und verbunden mit einem Neocath-1000-Monitor zur kontinuierlichen Anzeige des Sauerstoffdrucks nach Kalibrierung mit aktuellen Blutgasproben, die vor der Datenerhebung geprüft wurden, um eine exakte Kalibrierung sicherzustellen.	Zwei-Stichproben-t-Test für paarige Stichproben: p_aO_2 in Rückenlage verglichen mit p_aO_2 in Bauchlage.	Der durchschnittliche p_aO_2 bei Kindern in Bauchlage betrug 71,5 mmHg, verglichen mit 65,2 mmHg in Rückenlage (t = 3,72, p = 0,005). **Schlußfolgerung:** Bauchlage intubierter Neugeborener mit RDS führt gegenüber der Rückenlage zu signifikant höherem p_aO_2.	Stichprobe auf intubierte Frühgeborene mit RDS beschränkt. Die Ergebnisse sind möglicherweise nicht anwendbar auf termingerecht geborene Kinder, Kinder mit anderen Erkrankungen oder Kinder ohne Endotrachealtubus und Positivdruckbeatmung. Die Kinder wurden auf schwingungsgedämpften Wasserbetten gepflegt, die weniger Druck auf das Abdomen ausübten, als dies bei anderen Wasserbetten oder Matratzen der Fall sein kann. Alle Kinder wurden in tiefem Schlaf untersucht, um den Effekt des Status auf den p_aO_2 so gering wie möglich zu halten. Es ist nicht bekannt, ob die Unterschiede im p_aO_2 zwischen den beiden Lagerungsarten erhalten geblieben wären, wenn man die Kinder über mehr als 15 min beobachtet hätte.
Lagerung implementiert und überwacht durch einen Neugeborenen-Physiotherapeuten. Beurteilung der Haltung durch Pädiater an Kindern im durchschnittlichen Gestations- plus Postnatalalter von 40 (Streubereich 36 – 42) Wochen. *Bauchlage:* Beobachtung der gewichtstragenden Fläche der unteren Gliedmaße. *Seitenlage:* Wurde die Stellung ohne Hilfe aufrechterhalten, so wurde dies als stabil verzeichnet, falls nicht, wurde sie als instabil verzeichnet. *Gestütztes Stehen:* Bestimmung der Abweichung von der Neutralstellung der Rotation.	χ^2-Analyse mit Yates-Korrektur zur Analyse der Bauch- und Seitenlage. Mann-Whitney-U-Test zur Analyse der Gesamtaußenrotation des Beines bei gestütztem Stehen.	Mehr Kinder in der Interventionsgruppe lagen mit dem Gewicht auf der Vorderseite des Knies, waren in der Lage, eigenständig die Seitenlage aufrechtzuerhalten und hatten einen kleineren Winkel der Hüftaußenrotation als die Kinder der Kontrollgruppe. **Schlußfolgerung:** Spezielle Hüftunterstützung während der Phase der Intensivpflege führt zu weniger Merkmalen einer anomalen Haltung zum theoretischen Geburtszeitpunkt.	Die Interreliabilität der Untersucher für die Beurteilung der Haltung im Alter von 40 Wochen wurde in der Studie mit „geprüft" angegeben, jedoch wurden weder die Methode zur Bestimmung des Wertes noch der aktuell berechnete Wert berichtet. Manche Kinder wurden vor der Durchführung der Haltungsprüfung mit durchschnittlich 40 Wochen (Streubereich 37 – 44 Wochen) nach Hause entlassen. Die häusliche Umgebung ist eine soziodemographische Variable, die das Ergebnis beeinflußt, sie wurde in der Beschreibung der Stichprobe jedoch nicht erwähnt.

2.8 Analyse der Studien

Die Fragen, welche in den zur kritischen Analyse ausgewählten
Studien untersucht werden, sind zusammen mit den Angaben
über die verschiedenen Instrumente, die statistische Auswertung,
die Ergebnisse und Einschränkungen in Tabelle 2-3 wiedergege-
ben. Die tabellarische Analyse erleichterte die genauere Untersuchung und den Vergleich von Stichproben sowie der angewand-
ten Methodik bei Studien, die dasselbe neurologische System
zum Gegenstand hatten und ferner das Erkennen von Fragen der
Forschung, die eine weitergehende Untersuchung und Auswertung erfordern. Im Anschluß an die Analyse in der kritischen
Durchsicht werden Empfehlungen zu Pflegeinterventionen gegeben.

3 Sehen

3.1 Auswirkungen von Licht auf das Frühgeborene

Das Sehvermögen ist das zuletzt entwickelte sensorische System des Zentralnervensystems (ZNS) und daher bei der Geburt am wenigsten ausgereift [5, 115]. In den meisten Neugeborenenintensivstationen herrscht eine kontinuierliche, intensive Neonbeleuchtung [83, 148], wobei die Intensität der Beleuchtung in den vergangenen beiden Dekaden um das 5–10fache gestiegen ist [63, 64, 163]. Es besteht nun zunehmend Besorgnis hinsichtlich der Konsequenzen dieser Lichtexposition für Frühgeborene, die unter Umständen Wochen oder gar Monate auf einer Intensivstation verbringen [63, 83, 115].

Die Auswirkungen von Licht auf das Frühgeborene erscheinen in der Forschung unter Konzentration auf vier Hauptfragen:

1. Welche Beleuchtungssequenzen und -intensität sind in Neugeborenenintensivstationen üblich?
2. Welche Auswirkungen haben Lichtintensitäten auf die Entwicklung der Frühgeborenenretinopathie und andere Sehstörungen?
3. Welche Auswirkungen hat die Beleuchtung auf die physiologischen Reaktionen und die physiologische Entwicklung des Kindes?
4. Welche Auswirkungen haben die Beleuchtungsmuster und Tag-Nacht-Zyklen auf die Funktionsabläufe des Kindes?

3.1.1 Beleuchtungsstärken

Eine genaue Begutachtung der Beleuchtungsstärken in britischen Neugeborenenintensivstationen ergab durchschnittliche Werte von etwa 258–968 lux [128], während andere Studien für die Beleuchtungsstärke in Neugeborenenintensivstationen durchschnittlich 646–861 lux angaben [17, 115, 164]; zur Definition der Leuchtstärke siehe auch die Ausführungen im Glossar. Spitzenwerte der Lichtexposition der Kinder fanden sich in Verbindung mit zusätzlichen Lichtquellen wie Wärmelampen (2152–3228 lux) [17, 98], Phototherapielampen (3228–4304 lux) [17, 63, 98] und, in höchst intensiver Form, bei unmittelbarer Nähe zum Fenster, wodurch das Kunstlicht ergänzt und verstärkt wurde (Stärken von 10760 lux) [64, 98, 115]. Dies steht im Gegensatz zur Empfehlung der amerikanischen Behörde für Sicherheit und Gesundheit am Arbeitsplatz (Occupational Safety and Health Administration) von 430–538 lux für normale Bürobeleuchtung [64, 98, 115] und den aktuellen Richtlinien für die Perinatalpflege, veröffentlicht von der Amerikanischen Akademie für Pädiatrie (American Academy of Pediatrics) [7], denen zufolge in der Neugeborenenintensivstation 646 lux für eine adäquate Beobachtung und 1076 lux für Maßnahmen empfohlen werden.

Unter einer Phototherapie werden die Augen des Kindes für gewöhnlich geschützt (Abb. 3-1), nicht jedoch unter einer Wärmelampe oder in der Nähe eines Fensters [63]. Viele Jahre lang galt kontinuierliches Licht als notwendig zur Überwachung aller Kinder auf Intensivstationen und in Übergangsstationen von Intensiv- zu Allgemeinstation (intermediate care). Im Zuge verbesserter Überwachungsmöglichkeiten wird jedoch gegenwärtig vorgeschlagen, daß eine kontinuierlich helle Beleuchtung bei vielen Kindern nicht erforderlich sei [17, 68, 167].

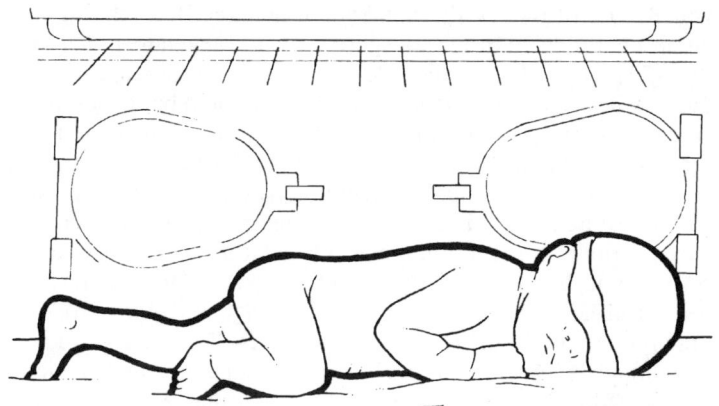

**Abb. 3-1   Beispiel für einen Augenschutz während einer
Phototherapie**

3.1.2 Netzhautschaden

Das Bestehen einer ursächlichen Verbindung zwischen kontinuierlicher Lichtexposition und einem Netzhautschaden des Frühgeborenen konnte noch nicht schlüssig nachgewiesen werden. In
frühen Tierstudien unter Verwendung eines Primatenmodells
(Messner et al., 1978, Moseley und Fielder, 1988, Sykes et al.,
1981, alle zitiert bei Lotas, 1992 [98]) wurde ein Netzhautschaden als Sekundärfolge kurzer Phasen intensiver Lichteinwirkung gezeigt, der unter Dauerbeleuchtung stärker war als unter
zyklischer Beleuchtung (Kramer et al., 1976, zitiert bei Oehler,
1993 [115]). Obwohl diese Studien einen wichtigen Hinweis darstellen und einen signifikanten Netzhautschaden bei den aus
Neugeborenenintensivstationen berichteten Beleuchtungsstärken
(4304 – 5380 lux) aufzeigen, sollten sie dennoch mit Vorsicht in-
terpretiert werden, da weder die auf Station häufigeren niedrige-
ren Beleuchtungsstärken noch die Effekte einer Langzeitexposi-
tion, wie sie das Neugeborene mit höherer Wahrscheinlichkeit
erfährt, untersucht wurden [98, 145].

Untersuchungen von Glass et al. [63] zeigten eine um 32 %
erhöhte Inzidenz der Frühgeborenenretinopathie in einer Gruppe

von Kindern (n = 74), die auf Station hellerer Beleuchtung von durchschnittlich 646 lux ausgesetzt war, gegenüber Kindern (n = 154), bei denen die Beleuchtung auf durchschnittlich 269 lux herabgesetzt worden war; dies vor allem bei Kindern mit einem Geburtsgewicht von unter 1000 g. Ein Zufallsbefund dieser Studie bestand darin, daß 76 % der Kinder in der geschützten Gruppe, die eine Frühgeborenenretinopathie entwickelten, sich in Inkubatoren befanden, die neben einem Fenster standen und daher periodisch Licht von hoher Intensität über 4304 lux ausgesetzt waren. In einer ähnlichen Studie von Ackerman und Mitarbeitern (1989, zitiert bei Lotas, 1992 [98]) mit einer größeren Stichprobe von 290 Kindern fand sich jedoch keine signifikante Beziehung zwischen Frühgeborenenretinopathie und hellerer Stationsbeleuchtung (592 versus 161 lux), und die Ergebnisse, welche die Umgebungsbeleuchtung zur Frühgeborenenretinopathie in Beziehung setzten, sind nicht wiederholt worden [145].

Zusammenfassend gesagt, sind Studien, die die Beziehung zwischen Frühgeborenenretinopathie und den Beleuchtungsstärken auf Station untersuchen, nicht schlüssig und bestenfalls vorläufig, sprechen jedoch dafür, die Forschung in diese Richtung fortzusetzen.

3.1.3 Andere physiologische Effekte

Zusätzlich zu der Besorgnis über die Auswirkungen von Licht auf das Sehvermögen des Frühgeborenen haben Untersuchungen über die Auswirkungen der Beleuchtung in Neugeborenenintensivstationen auf andere Aspekte der Physiologie und des Verhaltens des Kindes begonnen. Studien über die Auswirkungen beim Menschen zeigen, daß intensives, kühles, weißes Licht Chromosomenschäden [145] und Veränderungen in biologischen Rhythmen [115, 148], in der Funktion endokriner Drüsen und der Gonaden [64, 68, 167] sowie in der Vitamin-D-Synthese [145, 167] verursacht. Untersuchungen von Clyman und Rudolph (1978, zitiert bei Lotas [98]) und Rosenfeld et al. (1986, zitiert bei Oehler [115]) lassen auch eine Beziehung zwischen exzessiver Lichteinstrahlung unter Phototherapie und einem persistierenden Ductus arteriosus vermuten.

3.1.4 Sauerstoffsättigung

Die Pflegeforscher Gordon Shogan und Schumann [64] untersuchten die Beziehung zwischen Umgebungsbeleuchtung und
Sauerstoffsättigung bei Frühgeborenen. Diese Studie war die ein-
zige in der Literatursuche, die sich mit den unmittelbaren Reaktionen des Kindes auf Veränderungen der Beleuchtung beschäftigte und wurde für die Analyse ausgewählt, weil ihre Ergebnisse
und Empfehlungen Auswirkungen auf die Praxis der Neugeborenenpflege haben.

In einer Zufallsstichprobe Frühgeborener (n = 27) wurden
mittels nichtinvasiver Oximetrie kontinuierlich die Werte der
Sauerstoffsättigung bestimmt, ein Verfahren, das von Pflegenden
leicht durchzuführen ist [64]. Das experimentelle Vorgehen wurde zusammen mit der für die statistische Auswertung der Daten
verwendeten Methode umfassend beschrieben (s. Tab. 2-3), obwohl Messungen der Interreliabilität der Untersucher, die die
Durchgängigkeit der Behandlung beeinflussen können [144], in
dem Bericht nicht erwähnt werden.

Die Ergebnisse zeigten keine signifikante Differenz in der
Sauerstoffsättigung nach dem Herabregeln der Beleuchtung. Die
Untersucher zogen die Möglichkeit in Betracht, daß eine Gewöh-
nung der Kinder an die Ausgangswerte von 1076 lux in der Neugeborenenintensivstation für dieses Ergebnis verantwortlich sein
könnte. Allerdings erfuhren 22 % der Kinder innerhalb von 1 min
nach der Erhöhung der Lichtintensität eine klinisch signifikante
Abnahme der Sauerstoffsättigung. Die Untersucher folgerten daraus, daß ein rascher Anstieg der Umgebungsbeleuchtung von 54
auf 1076 lux einen Stressor für Babys mit niedrigerem Gesta-
tions- und Lebensalter darstellen kann, obwohl eine Abnahme
der Umgebungsbeleuchtung bei der Mehrzahl der Kinder nicht
zu einer Erhöhung der Sauerstoffsättigung führt.

In dieser Studie wurden strikte Auswahlkriterien angewen-
det, und die Kinder dienten als ihre eigene Kontrolle. Dies reduziert gleichzeitig die Anzahl möglicher Probanden, obwohl dadurch viele der Gefahren für die interne Validität eliminiert
wurden [143] – ein häufiges Problem in der Neonatalforschung
[47], und eines, das von den Untersuchern klar erkannt wird. Die
Wiederholung in einer Multicenterstudie kann die externe Validi-

tät erhöhen, wenn unter verschiedenen Versuchsbedingungen ähnliche Ergebnisse gewonnen werden [143]. Der Umgebungslärm wurde nicht kontrolliert, was als intervenierende Variable zur Beeinträchtigung der internen Validität der Studie gedient haben mag [144]. Diese Einschränkungen wurden von den Untersuchern bei ihren Empfehlungen für ähnliche Studien in lärmfreier Umgebung und mit einer größeren Stichprobe, die zusätzlichen Sauerstoff und Beatmung erfordert, berücksichtigt.

Die Studie enthält Implikationen für die Praxis der Neugeborenenpflege. In einer Neugeborenenintensivstation kann eine nach Verfahren wie Echokardiographie oder Ultraschall, die zur besseren optischen Darstellung nahezu Dunkelheit erfordern, rasch auf Stärken von 1076 lux zurückkehrende Beleuchtung bei einigen Kindern, vor allem in niedrigerem Gestations- und Lebensalter, zu einer Abnahme der Sauerstoffsättigung führen. Das Ankoppeln der Beleuchtung an Regler, die es ermöglichen, die Lichtintensität graduell zu erhöhen und zu senken, kann diese Reaktion abschwächen. Diese Studie zeigt, wie Frühgeborene individuell beobachtet und gepflegt werden müssen und stimmt mit den Befunden von Als [5] überein, denen zufolge Frühgeborene ein besseres Pflegeergebnis zeigen, wenn sie individuell beurteilt werden und ein spezieller Pflegeplan aufgestellt wird.

3.1.5 Beleuchtungssequenzen

Der vierte Forschungsbereich in bezug auf die Beleuchtung in Neugeborenenintensivstationen ergibt sich aus der wachsenden Anzahl von Studien, in denen die Auswirkungen von Hell-Dunkel-Zyklen auf physiologische Funktionen sowie die Entwicklung von Schlaf-Wach-Mustern und zirkadianen Rhythmen untersucht werden. Es wurde berichtet, daß die Exposition Frühgeborener gegenüber Tag-Nacht-Mustern

- die schlafend verbrachte Zeit erhöht [17; 103; Sheldon und Bell, 1987, zitiert bei Lotas, 98; 156],

- die motorische Aktivität und die Herzfrequenz senkt [17; Shiroiwa et al., 1986, zitiert bei Lotas, 98; 115],

- eine Abnahme von Blutdruckschwankungen bewirkt [17, 103],

- das Öffnen der Augen und die Dauer des Wachzustandes erhöht ([Moseley et al., 1988, zitiert bei Oehler [115]),
- die Fütterungszeit senkt [83, 103],
- die Gewichtszunahme bei Kindern mit stabilem Gesundheitszustand beschleunigt [17, 83, 103, 156] und
- zu einer frühzeitigeren Synchronisierung der Verhaltensrhythmen und der hormonellen Rhythmen des Kindes mit der äußeren Umgebung führt [83, 135].

Diese Ergebnisse legen eine verbesserte Verhaltensorganisation nahe [98, 115].

In einer Studie von Blackburn und Patteson [17] wurden die Auswirkungen unterschiedlicher Lichtverhältnisse auf den Aktivitätszustand und die Herz-Kreislauf-Funktion untersucht, und diese Studie wurde für die weitere Analyse ausgewählt, da ihre Ergebnisse Implikationen für die klinische Praxis haben (s. Tab. 2-3). Die Datenerhebung erfolgte an 18 Frühgeborenen mittels Zeitraffervideo und Geräten zur Überwachung der Herz-Kreislauf-Funktion. Die Auswahlkriterien wurden angegeben, wobei sich keine signifikanten Unterschiede zwischen den Kindern, die der Gruppe mit zyklischer Beleuchtung (Licht für einen Teil des 24-Stunden-Tages ausgeschaltet; n = 9) und den Kindern, die unter Dauerbeleuchtung gehalten wurden (n = 9), fanden.

Die Ergebnisse legen nahe, daß niedrigere Herzfrequenzen mit längeren Phasen der Inaktivität und Ruhe, ähnlich einem ruhigen Schlaf, erreicht werden, wenn die Beleuchtung bei Frühgeborenen zyklisch organisiert wird.

Hinsichtlich der Atemfrequenz wurden keine signifikanten Unterschiede festgestellt. Die Untersucher kamen zu dem Schluß, daß eine herabgesetzte Beleuchtung am Abend und während der Nacht bei Frühgeborenen die Ruhe und in der Folge auch die Schonung von Körperkräften fördert.

Die Studie hat mehrere Einschränkungen. Es wurde kein Bezug genommen auf die Erteilung der informierten Zustimmung durch die Eltern, was juristische und ethische Probleme aufwirft [78, 145], und die Methoden der Datenanalyse wurden nicht spezifiziert, obwohl es scheint, daß ein t-Test zur Analyse signifikanter Unterschiede zwischen den statistischen Werten der beiden Stichproben verwendet wurde [116]. Veränderungen der Herzfrequenz und Aktivität können ebenso mit Veränderungen des gesamten Umfeldes in Verbindung stehen, d. h. es wurde festgestellt, daß bei herabgesetzter Beleuchtung auch die Aktivität des Personals und der Lärm reduziert waren, wodurch die interne Validität der Studie beeinträchtigt werden könnte [144]. Eine Gefährdung der Durchgängigkeit der Behandlung wurde erkannt, als die Untersucher feststellten, daß, da es sich um eine wirklichkeitsnahe Studie handelte, nicht versucht wurde zu kontrollieren, zu welchem Zeitpunkt bei jedem Kind der Gruppe unter Dauerbeleuchtung das Licht an- und ausgeschaltet wurde; diese Entscheidung wurde von den jeweils Pflegenden getroffen. Dies mag zu einer Einwirkung der Behandlung auf die Kontrollgruppe geführt haben, wie von Thomas und Conway [144] beschrieben: Erhöhte Aufmerksamkeit bezüglich der Behandlung, in diesem Fall das Herabregeln der Beleuchtung, bringt Pflegende, die sich um die Kontrollgruppe kümmern, ebenfalls dazu, die Behandlung anzuwenden. Die externe Validität würde erhöht durch Wiederholung der Studie an einer größeren Stichprobe oder als Multicenterstudie [143].

3.2 Empfehlungen für die klinische Praxis

Die Durchsicht der Literatur läßt verschiedene Themen für die klinische Praxis aufscheinen. Die grundlegende Beobachtung ist, daß die Beleuchtungsstärken in Neugeborenenintensivstationen oft intensiv sind und im Tagesverlauf nur geringe Schwankungen zeigen. Obwohl nicht schlüssig, gibt es doch einen gewissen Anlaß zu der Vermutung, daß es bei exzessiver Lichteinwirkung zu Schäden des Sehvermögens kommt, und mehrere Studien haben Verbesserungen im Verhalten unter reduzierter und zyklischer Beleuchtung gezeigt.

Angesichts des fehlenden Nachweises für einen vorteilhaften Effekt einer hellen Beleuchtung wäre es ein kluger Ansatz, die Umgebungsbeleuchtung in Neugeborenenintensivstationen auf Stärken zu reduzieren, wie sie zur Beobachtung der Kinder und für eine sichere Handhabung der medizinisch-technischen Geräte erforderlich sind, und die Augen sowohl vor Licht aus der Umgebung als auch vor zusätzlichen Lichtquellen abzuschirmen [62, 98, 115]. Abschirmen bedeutet jedoch nicht Abdecken der

Augen, da es keine Anzeichen gibt, die für den Nutzen eines Abdeckens der Augen über das für die Phototherapie erforderliche Maß hinaus sprechen [62]. Die Amerikanische Akademie für Pädiatrie (American Academy of Pediatrics) [7] empfiehlt 646 lux für ein adäquates Beobachten, und 1076 lux für Pflegemaßnahmen.

3.2.1 Modifikationen für die Praxis

Eine Modifikation der Beleuchtung in Neugeborenenintensivstationen kann auf verschiedene Weise eingeführt werden. Die Deckenbeleuchtung kann durch sogenannte Dimmer, stufenlos regelbare Lichtschalter, heruntergefahren werden [17, 64, 98]. Wird das Licht nicht benötigt, kann man es ausschalten [98, 115], und Einzellampen können verwendet werden, wenn für Pflegemaßnahmen zusätzliches Licht erforderlich ist [98, 161]. Mit Vorhängen oder Jalousien läßt sich die Intensität des Sonnenlichtes reduzieren [17, 98, 161]. Die Richtlinien für einen entwicklungsfördernde Pflege bei Kindern (Infant Developmental Care Guidelines) des Nationalverbandes der Pflegenden in der Neonatologie (National Association of Neonatal Nurses, 1993, zitiert bei Treas [145]) unterstützen Pflegeinterventionen in Form eines Herabregelns der Raumbeleuchtung und des Abdeckens von Inkubatoren und Bettchen, um äußere Stressoren in Form von Umgebungsbeleuchtung und Lärm so gering wie möglich zu halten. Die möglichen Vorteile eines Abdeckens des Inkubators umfassen:

- eine Reduktion der Umgebungsbeleuchtung und des Lärms durch gepolstertes Material,
- die Möglichkeit eines Wechsels im Tagesverlauf,
- Isolation des Inkubators und
- eine physikalische Barriere, die Pflegende daran erinnert, Phasen ununterbrochener Ruhe zu gestatten [145].

Das Bedecken von Kindern in Inkubatoren, unter Wärmestrahlern oder im Bettchen mit einer Decke, Steppdecke oder anderem, z. B. mit leeren Windelschachteln, reduziert die Exposition gegenüber heller Deckenbeleuchtung oder Tageslicht und wird überall in den amerikanischen Neugeborenenintensivstationen angewandt [17, 145, 148, 161]. Es wurde eine kommerziell her-

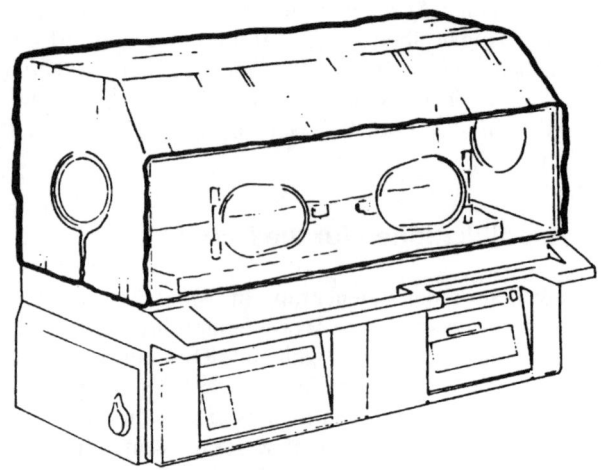

Abb. 3-2 **Inkubatorhauben** reduzieren schädliche Stressoren wie Umgebungslicht und Lärm auf ein Minimum

gestellte Inkubatorabdeckung, mit justierbaren Kappen entworfen, um den Pflegenden die Sicht zu ermöglichen, wobei das Material so gewählt wurde, daß eine genaue Beurteilung der Hautfarbe möglich ist [145] (Abb. 3-2). Diese Technik wird jedoch selten bei schwerkranken Kindern angewandt, da die Pflegenden durch die Abdeckung an der direkten Beobachtung des Zustandes des Kindes gehindert werden. Tucker Catlett und Holditch-Davis [148] empfehlen ein kleines Tuch, das über den Kopftunnel gelegt oder zeltartig über Kopf und Nacken des Kindes drapiert wird, falls assistierte Beatmung erforderlich ist. Dieses Tuch sorgt für Dunkelheit beim Kind und erlaubt gleichzeitig dem Personal ausreichende Sicht auf Finger, Zehen und Körperstamm.

3.2.2 Sicheres Handeln

Negative Folgeerscheinungen der Umgebungsbeleuchtung bei Frühgeborenen waren Gegenstand von Rechtsstreitigkeiten. Eltern haben Gerichtsverfahren angestrengt, weil ihr Kind eine Frühgeborenenretinopathie entwickelte, als der Inkubator nicht abgedeckt war, obwohl zahlreiche Studien den potentiell negativen Effekt einer Exposition gegenüber hellem Licht belegen [145]. Andererseits besteht ein hohes Risiko für einen Rechtsstreit, wenn dem Kind ein Schaden dadurch entsteht, daß die oder der Pflegende nicht in der Lage ist, eine Störung wie etwa einen abgeknickten Beatmungsschlauch rechtzeitig wahrzunehmen. Es scheint, daß Pflegende sich in einer prekären Situation befinden.

Pflegende sind für eine angemessene und sorgfältige Pflege verantwortlich [99]. Nach Durchsicht der verfügbaren Literatur und im Namen der Sicherheit der Patienten empfiehlt die Autorin, für eine ungehinderte Sicht auf das schwerkranke Kind zu sorgen, wobei die Raumbeleuchtung Tag und Nacht in Abständen reduziert wird, eine Ansicht, die von Treas [145] unterstützt wird. Für das stabile Frühgeborene bildet ein Tuch, das den Inkubator oder das Bettchen teilweise bedeckt, um exzessiven Lichteinfall abzuhalten, während es gleichzeitig möglich ist, Hautfarbe und Lagerung des Kindes sowie Gerätschaften zu beobachten und zu beurteilen (Abb. 3-3), eine Intervention, die durch die Literatur gestützt wird [9, 161, 167]. Empfehlungen zur Überwachung der Umgebungsbeleuchtung wurden in den Entwicklungsförderplan für Frühgeborene in Anhang B aufgenommen.

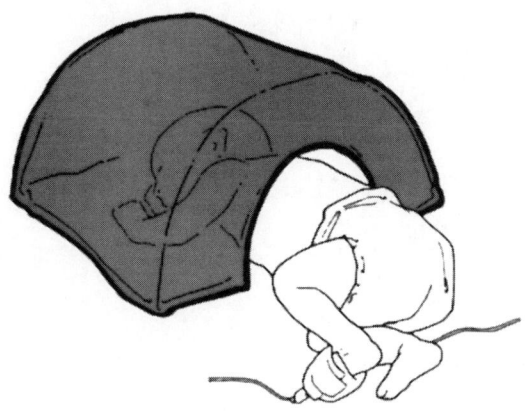

Abb. 3-3   Ein Kopftunnel. Teilweise von einem Tuch bedeckt. Hautfarbe und Lagerung des Kindes sowie Gerätschaften können auch bei Verwendung eines Tuches zum Schutz vor zu starkem Lichteinfall sicher beobachtet werden.

4 Hören

4.1 Auswirkungen von Lärm auf das Frühgeborene

Die Lärmpegel in der Neugeborenenintensivstation sind eine wichtige Quelle für umgebungsbedingten Streß des Frühgeborenen [96, 98, 115, 148, 161]. Studien, in denen die Auswirkungen akustischer Reize in der Neugeborenenintensivstation auf das Frühgeborene untersucht werden, haben sich auf die folgenden vier allgemeinen Fragen konzentriert:

1. Welche Quantität und Qualität haben Geräusche in der Neugeborenenintensivstation?
2. Welche Geräuschquellen gibt es?
3. Gibt es irgendeine Interaktion mit ototoxischen Medikamenten, die bei Neugeborenen eingesetzt werden?
4. Läßt sich irgendeine Veränderung in den Funktionen des Kindes oder in dessen Entwicklungsergebnis in Zusammenhang mit der Qualität oder der Quantität von Geräuschen in der Neugeborenenintensivstation dokumentieren?

4.1.1 Lärmpegel

Untersucher haben in Neugeborenenintensivstationen wiederholt Schallpegel von 50–90 dB [80, 83, 93, 96, 98, 115, 156] gemessen, die mit leichtem Straßenverkehr bzw. Maschinengeräuschen vergleichbar waren [98, 115], wobei Spitzenwerte von 120 dB registriert wurden [83, 98]. Die amerikanische Behörde für Sicherheit und Gesundheit am Arbeitsplatz (Occupational Safety and Health Administration) beschreibt 90 dB als den höchsten noch im sicheren Bereich befindlichen Schallpegel für Erwachsene, wobei für Kleinkinder und Kinder bislang keine Sicherheitsbereiche entwickelt wurden [98, 115]. In einem gewöhnlichen Zuhause ist ein Kind im allgemeinen 40 dB ausgesetzt [115]. Zusätzlich zeigen die Lärmpegel in der Neugeborenenintensivstation im Tagesverlauf nur geringe Variationen und wenig Fluktuationen. Wenn sie auftreten, so in unvorhersehbarer Weise [98].

Ein großer Teil der Geräusche in einer Neugeborenenintensivstation wird durch die zur Versorgung der Kinder benötigte Ausrüstung hervorgerufen. Dazu gehören Inkubatoren, Geräte zur Sauerstoffüberwachung, Beatmungsgeräte und Infusionspumpen [98, 115, 156], wobei Zentrifugen, der Alarm von Monitoren und Telephone erheblich zu den hochamplitudigen Geräuschaufzeichnungen beitragen [98, 156]. Weniger vorhersehbar waren die von Long et al. [96] berichteten Befunde, denen zufolge die meisten hochamplitudigen Geräusche von 70 dB und darüber in Verbindung mit Tätigkeiten des Personals einschließlich Lachen und Unterhaltung sowie des Schließens von Türen, Mülleimerdeckeln, Inkubatorklappen und Schubladen auftraten (Abb. 4-1).

Der Inkubator bietet auch nur ungenügenden Schutz vor Geräuschen aus der Umgebung (Abb. 4-2). In Studien wurde gezeigt, daß Lärmpegel im Inneren des Inkubators mit denen im Raum identisch sind [68, 80, 115], wobei scharfe, mechanische Geräusche zusätzlich zu dem kontinuierlichen Geräusch des Inkubatormotors und des Ventilators mit durchschnittlichen Pegeln von 60 – 75 dB [115, 167] klar in die Isolette eindringen [167].

4.1.2   Ursachen des Hörverlustes

Obwohl eine direkte ursächliche Wirkung von Lärm bei einen Hörverlust aufgrund störender Variablen wie Hyperbilirubinämie und des Einsatzes von Aminoglykosidantibiotika bislang nicht bewiesen werden konnte [93, 98, 115], erleiden Frühgeborene in 13 % einen Hörverlust, verglichen mit 2 % bei termingerecht geborenen Kindern [93, 133].

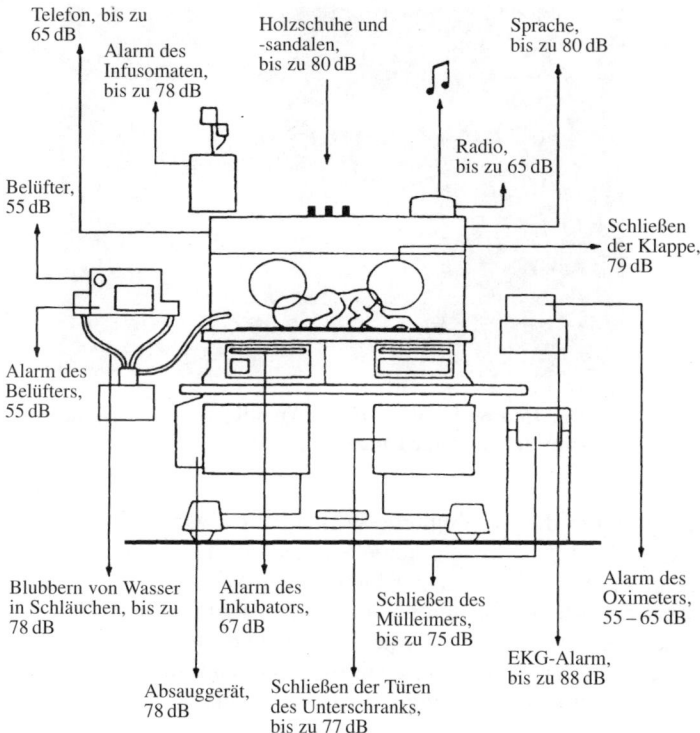

Abb. 4-1 **Umgebungslärm und Frühgeborenes.** Der empfohlene Geräuschpegel im Inneren des Inkubators beträgt 60 dB (mit freundlicher Genehmigung modifiziert nach einem Poster von Bernadette Brewster).

Tierstudien (Barnard und Pechere, 1984, Gannon et al., 1979, zitiert bei Lotas [98]; sowie Bhattacharyya et al., 1986, Dodson et al., 1982, Douek et al., 1976, alle zitiert bei Oehler [115]) haben gezeigt, daß unreife Organismen während kritischer Phasen ihrer Entwicklung für vorübergehende und dauerhafte Schädigungen der Cochlea anfällig sind, wenn sie Aminoglykoside erhalten und Inkubatorgeräuschen ausgesetzt sind. Kinder in der 24.–26. SSW kommen zur Welt, wenn das Hörvermögen gerade ausreift, und sind daher wahrscheinlich in höherem Maße

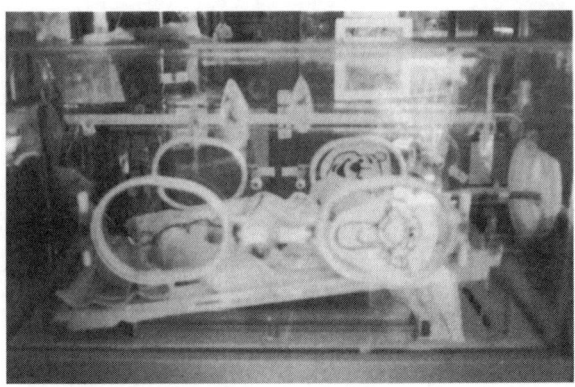

Abb. 4-2   Der Inkubator bietet ungenügenden Schutz vor Geräuschen aus der Umgebung.

anfällig für die kombinierte Wirkung von Medikamenten und Lärm [93, 115]. Obwohl keine Studien an menschlichen Neugeborenen das Auftreten einer interaktiven Wirkung zwischen ototoxischen Medikamenten und den Lärmpegeln in einer Neugeborenenintensivstation dokumentiert haben [98, 115], ist es angesichts der Befunde aus Tierexperimenten durchaus vernünftig, eine derartige Wirkung im Auge zu behalten.

4.1.3   Andere Auswirkungen von Lärm aus der Umgebung

In der letzten Gruppe von Studien wurden Kurz- und Langzeitergebnisse der Entwicklung Frühgeborener unter Lärm aus der Umgebung untersucht. Long et al. [96] untersuchten die unmittelbaren Reaktionen von Kindern auf Lärm unter quantitativer Bestimmung der Geräusche und ihrer Quellen in der Neugeborenenintensivstation (s. Tab. 2-3). Diese Studie wurde eingeschränkt durch die kleine Stichprobe Frühgeborener (n = 2) und das Fehlen einer statistischen Analyse außer dem Vergleich der polygraphischen Aufzeichnungen der zwei Kinder. Es wurde jedoch ein wiederholtes Muster von abnehmender transkutaner Sauerstoffspannung und ansteigendem intrakraniellem Druck sowie erhöhter Herz- und Atemfrequenz als Reaktion auf plötzliche laute Geräusche auf Station dokumentiert.

Die Schlußfolgerung, daß Lärm eine Hypoxämie als Indikator einer kindlichen Streßreaktion verursachen kann, wurde in späteren Studien unterstützt, in denen über eine marmorierte Verfärbung der Haut, Apnoe und Bradykardie [66, 68] (Gagnon, 1989, zitiert bei Jorgensen, [83]) sowie über eine Abnahme des transkutanen Sauerstoffpartialdrucks ($P_{tc}O_2$) von 10 oder mehr Punkten (Holditch-Davis und Thoman, 1987, zitiert bei Oehler [115]) bei Frühgeborenen berichtet wurde, die starken Geräuschattacken ausgesetzt waren. Diese Studien legen nahe, daß die Lärmpegel einer Neugeborenenintensivstation einen desorganisierenden Einfluß auf das neurologisch unreife Kind haben und lassen Fragen bezüglich des kindlichen Energieaufwandes für diese Episoden aufkommen [98].

Als weiterer wichtiger Punkt wurde die potentiell schädigende Wirkung von Lärm auf die kindliche Verarbeitung akustischer Reize erkannt [98, 115, 167]. Die Dauergeräusche von Beatmungsgerät und Inkubator zusammen mit unerwarteten, lauten Geräuschen wie Alarmsignalen oder Gelächter [93, 148], kombiniert mit der Tatsache, daß das Kind in einem Inkubator liegt, der Geräusche einschließlich der menschlichen Stimme reflektiert [167], kann eine „disjunktive Stimulation" verursachen [115]. Das Frühgeborene ist nicht in der Lage, den Ursprung des Geräusches zu orten, wodurch seine Möglichkeiten zur Integration multimodaler Aspekte des Umfeldes eingeschränkt werden [98, 115, 167].

4.1.4 Die Ruhestunde

Trotz des bisherigen Mangels an genauer Dokumentation über die Langzeiteffekte von Lärm in der Neugeborenenintensivstation für das Frühgeborene [98] beginnt man mit der Erforschung dieses Bereichs. Strauch und Mitarbeiter [141] untersuchten die Wirkung einer Ruhestunde auf die Lärmpegel und den Schlafzustand von Kindern in einer Frühgeborenenstation mit Schwerpunkt Entwicklungsförderung (newborn developmental unit, NDU). Vor und nach der Implementierung einer Ruhestunde (Beschreibung s. Tab. 2-3) wurden die Lärmpegel gemessen, und der Schlafzustand der Kinder wurde bestimmt. Die Schlußfolgerungen aus dieser Studie legen nahe, daß sich der Gesamtlärmpegel durch die Einführung einer festen Phase der Lärmreduktion signifikant reduzieren läßt und die Schlafzustände der Kinder vertieft werden, wenn die Lärmpegel abnehmen.

Einige Einschränkungen dieser Studie müssen festgehalten werden. Mehrere dokumentierte Probleme des Prä-Post-Designs [25] waren in dieser Studie erkennbar. Zunächst waren die Probanden in jeder Kontroll- oder Interventionsphase nicht notwendigerweise dieselben, da die Kinder anhand der Lokalisation ihres Bettchens ausgesucht wurden; eine randomisierte Auswahl der Kinder war nicht möglich. Zweitens bestand die Möglichkeit für störende Ereignisse zwischen den Phasen der Datenerhebung. Es wurde keine Mühe darauf verwendet, die Entwicklung der Kinder oder den Schweregrad ihrer Erkrankung zu kontrollieren. Jedoch kam es während beider Phasen der Datenerhebung zur Umschichtung der Kinder, und Kinder wurden aus klinischen Gründen und ohne Berücksichtigung der Studie auf Bettchen verteilt. Ebenso waren erhebliche Abweichungen hinsichtlich des Lärms, der Unterbrechungen und im Zustand der Kinder möglich, da Unterbrechungen der Ruhestunde nicht gemessen wurden, und der Status der Kinder und die Lärmpegel wurden nur einmal während der letzten Stunde jeder 8-Stunden-Schicht erhoben bzw. gemessen.

Angesichts dieser Einschränkungen sollten die Ergebnisse dieser Studie als vorläufig betrachtet werden. Die Wiederholung mit Kontrollen der kindlichen Entwicklung und Erkrankung sowie Studien zur Untersuchung des Einflusses der Ruhestunde auf das physiologische Entwicklungsergebnis beim Kind und die Intensität der Belastung von Eltern und Personal können bei der Bewertung dieser Befunde in anderen Neugeborenenintensivstationen und Frühgeborenenstationen mit Schwerpunkt Entwicklungsförderung helfen. Trotzdem hat diese Studie Auswirkungen für die klinische Praxis, indem sie zeigt, daß einige Methoden zur Verringerung von Lärm leicht eingeführt und angewandt werden können; und in dieser Frühgeborenenstation mit Schwerpunkt Entwicklungsförderung schärfte die Studie das Bewußtsein der Pflegenden dafür, wie Lärm ihre Patienten, deren Familien und sie selbst beeinträchtigen kann [141].

4.2 Empfehlungen für die klinische Praxis

Eine Durchsicht der Forschungen über die Auswirkungen von Lärm in Neugeborenenintensivstationen auf die Entwicklung des Frühgeborenen liefert keinen definitiven Beweis für Langzeitfolgen. Sie gibt jedoch Grund zur Besorgnis und rechtfertigt bis zur Einführung sicherer Lärmpegel [115] die Einschränkung von Geräuschpegeln, wo dies möglich ist [80, 96, 98, 141, 161, 167]. Britische Sicherheitsnormen fordern, daß die durchschnittlichen Lärmpegel im Inneren eines Inkubators 60 dB nicht überschreiten sollten [80]. Manche plötzlich auftretenden Lärmsituationen überschreiten jedoch diesen Grenzwert [114, 141, 167].

4.2.1 Wege der Verringerung von Lärm

Die folgenden Anregungen dienen der Lärmreduktion in einer Neugeborenenintensivstation. Das Personal kann damit beginnen, Tätigkeiten wie Sprechen und Lachen, das Öffnen und Schließen von Türen, Schubladen und Inkubatorklappen, den Umgang mit Ausrüstungsgegenständen sowie das Entfernen von Wasser aus den Beatmungsschläuchen zu überwachen und rasch auf Alarmsignale von Monitoren und schreiende Kinder zu reagieren, um sicherzustellen, daß begleitende Lärmpegel auf einem Minimum gehalten werden [98, 141, 161]. Pflegende und Besucher sollten angehalten werden, Unterhaltungen möglichst abseits des Inkubators oder außerhalb des Pflegebereiches zu führen [141, 161, 167]. Radios, Sprechanlagen und andere fremde Geräusche könnten aus der Neugeborenenintensivstation entfernt werden [80, 98, 148].

Die Ausrüstung auf Station könnte, falls möglich, modifiziert werden, um den auf die Kinder einströmenden Lärm zu verringern. Blinklichter könnten das Klingeln der Telefone ersetzen, oder diese könnten außerhalb des Pflegebereiches plaziert werden [93, 156]. Computerdrucker könnten mit schalldichten Abdeckungen versehen werden [98, 156], und die Lautstärke von Alarmsignalen an Monitoren könnte verringert werden, soweit es für die Praxis eben noch möglich ist [93], oder diese könnten durch blinkende Alarmsignale ersetzt werden [98, 141].

Bei Überlegungen zu neuen oder zu ersetzenden Ausrüstungsgegenständen sollten primär die von diesen erzeugten Lärmpegel beachtet werden [98, 156]. Lotas [98] befürwortet Teppichboden und schalldämmende Decken für eine signifikante Lärmreduktion in Neugeborenenintensivstationen, jedoch würde man bei der praktischen Umsetzung dieser Vorschläge den Unterhalt von Maßnahmen zur Infektionskontrolle zu berücksichtigen haben. Zusätzlich bildet das Abdecken des Inkubators mit gepolstertem Material eine Pflegeintervention zur Senkung des auf das Kind einströmenden Umgebungslärms, die durch die Richtlinien für Entwicklungspflege bei Kindern (Infant Developmental Care Guidelines) des Nationalverbandes der Pflegenden in der Neonatologie (National Association of Neonatal Nurses, 1993, zitiert bei Treas [145]) unterstützt wird.

Der Wert einer Ruhephase in der Neugeborenenintensivstation wird deutlich anhand von Studien, die insgesamt reduzierte Lärmpegel, verbesserte Schlaf-Wach-Muster der Kinder und eine niedrigere Streßbelastung der Eltern und des Personals zeigten [17, 141], während Vandenberg [186] das Aufstellen von „Bitte Ruhe!"-Schildern am Inkubator befürwortete, um das Bewußtsein von Eltern und Pflegenden für das Bedürfnis des Kindes in der Neugeborenenintensivstation nach Lärmkontrolle zu schärfen (Abb. 4-3).

Schließlich sollte die Ausarbeitung von Richtlinien für annehmbare Lärmpegel in der Neugeborenenintensivstation etabliert werden, um als Standard für die Auswahl von medizinisch-technischen Geräten zu dienen. Dies würde auch Hersteller darin bestärken, weniger lärmerzeugende Geräte für Neugeborenenintensivstationen zu konzipieren und zu entwickeln. Empfehlungen

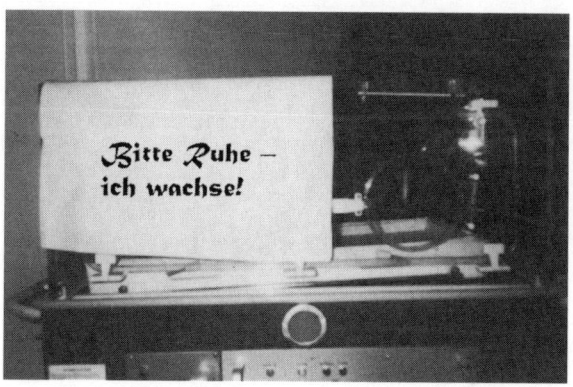

Abb. 4-3 **„Bitte Ruhe!"-Schilder** können das Bewußtsein von Pflegenden und Eltern für das Bedürfnis des Kindes nach Lärmkontrolle schärfen.

zur Verringerung des Umgebungslärms wurden in den Entwicklungsförderplan für Frühgeborene in Anhang B aufgenommen.

5 Somatosensorik

5.1 Auswirkungen des Handlings und der taktilen/kinästhetischen Stimulation auf das Frühgeborene

Körperliche Berührung ist derjenige Streßfaktor im Umfeld Neugeborener, auf den Pflegende den größten Einfluß haben [32, 123, 148]. Berührung beinhaltet auf der Neugeborenenintensivstation vor allem zwei Arten:

- das unangenehme oder schmerzhafte Handling während pflegerischer oder ärztlicher Maßnahmen und
- Berührung mit dem Ziel sozialer Interaktion [148, 167].

Berührung im Verlauf einer Maßnahme ist ein bei weitem häufigeres Phänomen, als Berührung zum Zweck sozialer Interaktion [161, 167], und der Augenschein legt nahe, daß scheinbar harmlose Routinemaßnahmen in der Pflege des Frühgeborenen tiefgreifende Auswirkungen auf den Zustand des Kindes haben können [32, 36, 67, 97, 111, 123, 139, 157]. Es besteht zunehmend Besorgnis darüber, daß die meiste taktile Stimulation der kindlichen Entwicklung nicht förderlich ist [148].

Studien, in denen die Auswirkungen des Handlings und von Pflegemaßnahmen untersucht werden, konzentrieren sich auf zwei Hauptfragen:

1. Von welcher Art, Häufigkeit und Dauer sind die Maßnahmen, die das Frühgeborene auf der Neugeborenenintensivstation erfährt?
2. Welche physiologischen Reaktionen zeigen Frühgeborene auf Pflegeinterventionen?

5.1.1 Art und Umfang des Handlings

Korones (zitiert von Wolke [163]) berichtete 1975, daß die Beobachtung einer Gruppe von 11 kranken Kindern im Verlauf von 24 Stunden durchschnittlich 132 Kontakte ergab. Im Jahre 1984 wurde die Häufigkeit mit 40- bis 70mal angegeben, wobei einige Kinder über 24 Stunden bis zu 100 Kontakte erfuhren [69], und wobei die durchschnittliche Dauer ununterbrochener Ruhe für jedes Kind mit nur 4,6 – 10,2 min angegeben wurde (Duxbury et al., zitiert bei Werner und Conway [157]).

In einer kürzlich durchgeführten Pflegestudie von Werner und Conway [157] wurden Art, Häufigkeit und Dauer von Kontakten untersucht, denen beatmete Frühgeborene ausgesetzt sind (n = 11). Über 1210 min des Beobachtungszeitraums wurden insgesamt 645 Kontakte ermittelt. Davon waren 27,4 % behandlungsbedingt, während 63,7 % zufällig geschahen, z. B. durch das Geräusch der Inkubatorklappe oder eine zufällige Störung. Alltägliche Verrichtungen machten 4,5 % und Maßnahmen der Zuwendung nur 4,4 % aus. Insgesamt 82,6 % aller Kontakte gingen von Pflegenden aus. Dies stimmt mit dem Ergebnis von Korones (zitiert von Wolke [163]) überein, wobei Maßnahmen der Zuwendung primär von den Eltern geleistet wurden.

Die daraus gezogenen Schlußfolgerungen legen nahe, daß Frühgeborene, deren Grundbedürfnis Ruhe ist, tatsächlich in hohem Maße taktilen und akustischen Reizen ausgesetzt sind. Dies steht in Übereinstimmung mit früheren Befunden, denen zufolge manche kranke Kinder über 24 Stunden durchschnittlich 100 [69] bis 132 (Korones, 1975, zitiert bei Wolke [163]) Kontakte erfahren. Diese Befunde sind eine Herausforderung für Kinderkrankenschwestern in der Neonatalpflege, die erforderliche Pflege mit Maßnahmen der Zuwendung zu koordinieren und die Häufigkeit ruhestörender Kontakte mit Frühgeborenen zu senken.

5.1.2 Belastung des Kindes durch Handling

Zunehmende Erkenntnisse aus der Pflegeforschung sowie aus der medizinischen Forschung weisen darauf hin, daß jedes Handling schwerkranker oder frühgeborener Kinder potentiell Belastungen verursachen kann [32, 66, 97, 111, 114, 123, 139]. Wie berichtet, umfassen diese negativen physiologischen Reaktionen:

- Apnoe [66, 111, 139],
- signifikante Abnahme der Herzfrequenz [32, 66, 111],
- signifikante Abnahme des transkutanen Sauerstoffpartialdrucks ($p_{tc}O_2$) [32, 36, 66, 67, 97, 111, 114, 123, 139],
- signifikante Abnahme der arteriellen Sauerstoffsättigung (S_aO_2) [123],
- signifikanten Anstieg der Atemfrequenz [139],
- signifikanten Anstieg der Herzfrequenz [66, 67, 97, 123, 139],
- signifikanten Anstieg des Blutdrucks [123] und
- signifikanten Anstieg des intrakraniellen Drucks [67, 123].

Häufiges Handling stört auch den Schlaf und führt zu verlangsamter Gewichtszunahme und Regulation des Status [83, 163].

Hypoxämie. In Studien von Cooper Evans [32] wurden Häufigkeit, Dauer und Ausmaß von Episoden der Hypoxämie bei Frühgeborenen untersucht und die Tätigkeiten bestimmt, bei denen es zum stärksten Absinken der Sauerstoffsättigung kam (s. Tab. 2-3). Die Ergebnisse zeigten, daß während durchschnittlich 24 % des Beobachtungszeitraums Pflegemaßnahmen durchgeführt wurden (Range: 6 – 26 min/h). Die am häufigsten verzeichneten Tätigkeiten waren Absaugen, Lagerungskorrekturen und Probengewinnung zur Blutgasanalyse, die mit der stärksten Abnahme des transkutanen Sauerstoffpartialdrucks ($p_{tc}O_2$) einhergingen. Dies stimmt mit den Befunden von Norris [114] überein. Andere in der Literatur [36, 114, 163] herausgearbeitete Pflegemaßnahmen, die mit einer Abnahme des transkutanen Sauerstoffpartialdrucks ($p_{tc}O_2$) einhergehen, umfassen:

- Röntgenaufnahme des Thorax,
- Elektrodenwechsel,
- Lanzettenstiche in die Ferse,
- Vitalzeichenkontrolle,

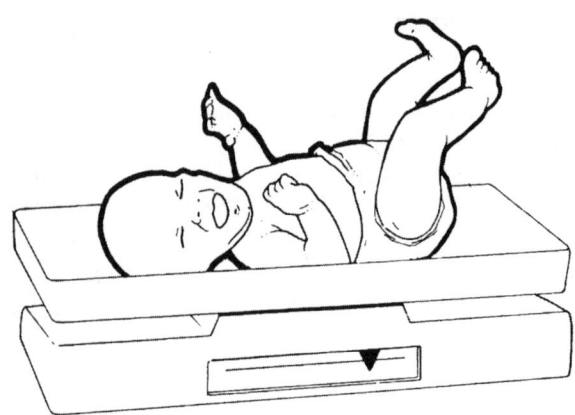

Abb. 5-1 **Belastende Pflegemaßnahmen** wie Wiegen oder Blutpro-
benentnahme durch Lanzettenstiche in die Ferse können für
das Frühgeborene Streß bedeuten.

- Wiegen (Abb. 5-1),
- Sonden- und Flaschenernährung und
- Windeln wechseln.

Diese Beobachtungen wurden von Cooper Evans unterstützt
[32].

Hypoxämische Episoden reichten von 0 bis 3 je Kind und
dauerten durchschnittlich 6,8 min pro Episode oder 11,3 min je
Kind. Das durchschnittliche Ausmaß der Abnahme des transkutanen Sauerstoffpartialdrucks ($p_{tc}O_2$) betrug 39,7 mmHg in Übereinstimmung mit den Befunden von Speidel [139], der über eine
durchschnittliche Veränderung von 31 mmHg bei der $p_{tc}O_2$ in
Verbindung mit Pflegemaßnahmen berichtete.

Abgesehen von der kleinen Stichprobe können noch einige
weitere, für die interne Validität der Studie von Cooper Evans
[32] kritische Punkte die Interpretation ihrer Ergebnisse einschränken [144]. Nicht bei allen Kindern wurden dieselben Pflegemaßnahmen durchgeführt, so daß Art und Abfolge der Interventionen nicht kontrolliert wurden. Auch der Schweregrad der
Erkrankung der Kinder wurde nicht kontrolliert. Intervenierende
Variablen, z. B. Licht und Lärm, die zu den Ergebnissen der Hy-

poxämie in Verbindung mit Pflegemaßnahmen beigetragen haben könnten, wurden nicht kontrolliert.

5.1.3 Minimales Handling

Trotz dieser Einschränkungen haben die Schlußfolgerungen des Untersuchers deutliche Auswirkungen auf die Klinik. Handling und Pflegemaßnahmen können Hypoxämie verursachen. Pflegende, die den kindlichen Streßsignalen gegenüber sensibel sind, können auch in der Lage sein, den Ablauf ihrer Pflege zu ändern, um Phasen einer begleitenden Hypoxämie abzukürzen oder zu vermeiden [32]. Diese Schlußfolgerungen werden durch Forschungsergebnisse [67, 89, 97, 114, 139] gestützt, die darauf hinweisen, daß die zeitliche Planung Einfluß auf die Fähigkeit des Kindes zur Erholung haben kann. Obwohl das Bündeln von Pflegemaßnahmen die Häufigkeit des Öffnens des Inkubators auf ein Minimum reduziert und zwischen den Pflegezeiten zu Phasen der Ruhe führt, kann es eine längere Periode der Hypoxie verursachen und muß daher individuell entsprechend den beobachteten Toleranzgrenzen des Kindes durchgeführt werden [139]. Peters [123] empfiehlt auch, daß die bzw. der Pflegende nach jeder Maßnahme noch für 2 – 5 min bei dem Kind bleiben sollte. Negative Reaktionen auf Handling traten noch bis zu 5 min (Range: 0 – 300 s) nach Abschluß einer Pflegemaßnahme auf, während die bzw. der Pflegende das Bettchen oft innerhalb von 2 min nach Beenden der Aufgabe verläßt [123].

5.1.4 Ergänzende Stimulation

Taktile und vestibuläre Stimulation, so wird dargelegt, sorgt für eine Fortsetzung des intrauterinen Milieus [158]. Aus Studien, in denen taktile oder kinästhetische Stimulation eingesetzt wurde, berichtete man über eine ganze Reihe von Vorteilen, darunter:

- besseres Abschneiden in Entwicklungstests [53, 57],
- stärkeres Wachstum und erhöhte Gewichtszunahme [53, 161],
- frühere Entlassung [53],

- reduzierte Schmerzreaktion bei steigender Endorphinproduktion [113, 120],

- Abnahme des Streßverhaltens [113],

- ein mögliches Fördern des Saugreflexes [2] und

- Förderung der Eltern-Kind-Bindung und der Zuneigung [21, 73, 120, 130, 159].

Obwohl sich für das Wachstum widersprüchliche Ergebnisse fanden, wobei es hinsichtlich der Gewichtszunahme keine Unterschiede zwischen der Kontrollgruppe und stimulierten Kindern gab, zeigten Blanchard und Mitarbeiter [9], daß taktile Stimulation in kontrollierter Form in ihrer Stichprobe von Kindern keine Hypoxämie verursachte.

Field und Mitarbeiter [57] verwendeten die Gewichtszunahme und Bewertungen der Entwicklung, um an 40 Frühgeborenen die Wirksamkeit eines ergänzenden Stimulationsprogramms zu bestimmen (s. Tab. 2-3). Jedes Kind der Therapiegruppe ($n = 20$) erhielt nach einem festgelegten Verfahren 10 Tage lang kinästhetische Stimulation. Die Ergebnisse zeigten, daß die stimulierten Kinder eine durchschnittlich um 47 % höhere Gewichtszunahme ($\bar{x} = 8$ g/d) einschließlich der Nachuntersuchung nach 6 Monaten hatten, auf der Brazelton-Skala mit 10 Tagen und auf den Bayley-Skalen für mentale und motorische Leistung nach 6 Monaten besser abschnitten und bei Beobachtungen des Wach-Schlaf-Zustandes aktiver waren. Der Untersucher zog daraus den Schluß, daß taktile Stimulation für Frühgeborene eine kostengünstige Form der Wachstums- und Entwicklungsförderung darstellt.

Im Zusammenhang mit dieser Studie ist es jedoch wichtig, einige Einschränkungen zu berücksichtigen. Der Schweregrad der Erkrankung des Neugeborenen und die häusliche Umgebung, neonatale und soziodemographische Variablen, von denen bekannt ist, daß sie das Ergebnis beeinflussen [118], wurden bei der Beschreibung der Stichprobe nicht erwähnt und können die Ergebnisse der Nachuntersuchung beeinflußt haben. Ferner konnte gezeigt werden, daß die Bayley-Skalen zur kindlichen Entwicklung ein unzureichendes Instrument zur Vorhersage des kindlichen Entwicklungsergebnisses sind [118], so daß die Reliabilität und Validität einiger Testergebnisse in der Studie fraglich sind.

Es ist wichtig anzumerken, daß alle durchgesehenen Studien, bei denen es um taktile Stimulation ging, Frühgeborene in medizinisch gutem Zustand umfaßten, die keine unterstützende Beatmung erforderten. Die Sicherheit dieser Verfahren bei jüngeren, stärker beeinträchtigten Kindern wurde nicht nachgewiesen [115]. Angesichts der oben erwähnten negativen Auswirkungen von Handling und von Studien, die bei Hochrisikokindern einen negativen Effekt sogar bei sozialer Berührung gezeigt haben [73, 115], sollte taktile Stimulation bei unreifen Hochrisikokindern vorsichtig angegangen werden.

5.1.5 Beruhigen

Letztenendes können die Auswirkungen von Reizen aus der Umgebung auf akutkranke Frühgeborene auch durch Beruhigungstechniken – Pflegeinterventionen, die Belastungen reduzieren, indem sie das Kind beruhigen und schlaffördernd wirken – gemildert werden. Verschiedene Interventionen einschließlich des Einschränkens der kindlichen Bewegungen durch Einhüllen [148], nichtnahrungsbezogenes Saugen [115] und der Förderung des Greifverhaltens [161] (Abb. 5-2) wurden als wirksam erkannt, obwohl ihr Einsatz gegenwärtig noch nicht weit verbreitet sein mag.

Einhüllen. Frühgeborene, die im allgemeinen eine niedrige Reizschwelle haben und unter Überstimulation reizbar werden [89, 115], lassen sich durch die Wärme und Sicherheit des Einhüllens besänftigen (Abb. 5-3). Obwohl die Auswirkungen auf Frühgeborene nicht im einzelnen untersucht wurden, wurde berichtet, daß Einhüllen bei normalen, zum errechneten Zeitpunkt geborenen Kindern das Weinen verringert und die schlafend verbrachte Zeit verlängert [Brackbill, 1971, zitiert bei Tucker Catlett und Holditch-Davis, 148; 129]. Tucker Catlett und Holditch-Davis [148] beobachteten in einer Gruppe Frühgeborener einen Anstieg des transkutanen Sauerstoffpartialdrucks um 15 – 25 mmHg nach 10minütigem Einhüllen. Dieselbe Gruppe von Kindern zeigte Abnahmen der Herzfrequenz um 10 – 20 Schläge pro Minute und eine Verschiebung des Status von Aufregung zu ruhiger Wachheit innerhalb von 5 min des Einhüllens.

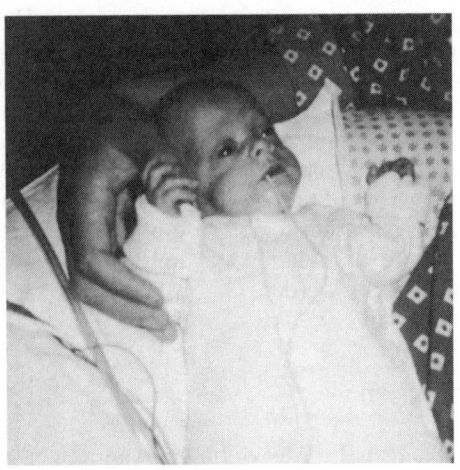

Abb. 5-2   Greifverhalten und Beruhigung. Das Greifverhalten kann als Beruhigungstechnik zur Streßreduktion genutzt werden, indem das Kind beruhigt und das Einschlafen gefördert wird.

Nichtnahrungsbezogenes Saugen, das in Verbindung mit Sondenernährung und zwischen den Fütterungen vermittelt wird, wurde mit zahlreichen positiven Folgen für Kinder in Verbindung gebracht. Diese Vorteile umfassen:

- höhere Sauerstoffkonzentration während der Sondenernährung [112, 124],
- höhere Sauerstoffkonzentration in Ruhe [165],
- niedrigere Herzfrequenz [164],
- stärkere Gewichtszunahme [165],
- beschleunigtes Ausreifen des Saugens und damit früherer Übergang von Sondenernährung zu oraler Ernährung [16, 132, 165],
- erhöhter Wachheitsgrad vor den Fütterungen [101] und
- frühere Entlassung nach Hause [16, 108, 132].

Diese Vorteile konnten nicht vollständig erklärt werden, obwohl dafür zwei mögliche Ansätze vorgeschlagen wurden.

Man vermutet, daß die erhöhte Gewichtszunahme, der raschere Übergang von Sondenernährung zu oraler Ernährung und

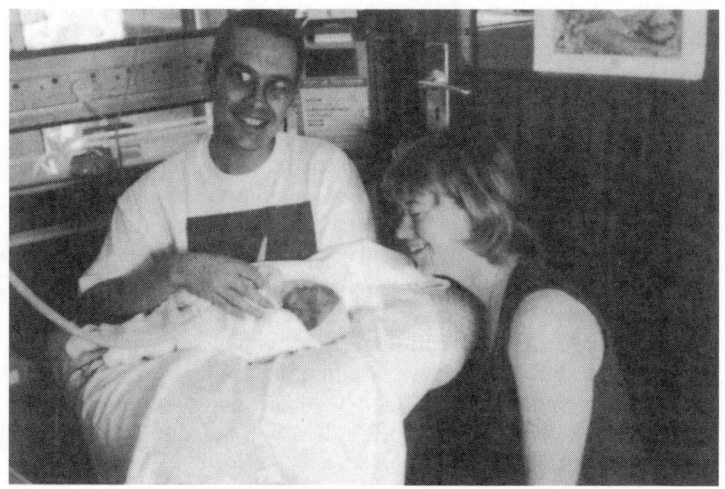

Abb. 5-3 **Einhüllen** begrenzt die Bewegungen des Kindes und reduziert Streß.

die kürzere Hospitalisierungsdauer, die in Zusammenhang mit nichtnahrungsbezogenem Saugen beobachtet wurden, mit einer gesteigerten Funktion des Magen-Darm-Traktes in Zusammenhang stehen. Insbesondere wurde bei nichtnahrungsbezogenem Saugen während der Sondenernährung eine erhöhte Insulinsekretion festgestellt (Marchini et al., 1987, zitiert bei Pickler und Terrell [124]), unter der sich die Glukoseutilisation erhöhen könnte. Darüber hinaus wurde über einen Anstieg der Gastrinsekretion und eine Abnahme der Somatostatinsekretion bei nichtnahrungsbezogenem Saugen während der Sondenernährung berichtet (Widstrom et al., 1988, zitiert bei Pickler und Terrell [124]). Die Gastrinsekretion stimuliert die Säuresekretion, die Magenmotilität und das Wachstum der Magenschleimhaut. Somatostatin hemmt die Magenentleerung, daher sollten erniedrigte Spiegel dieses Hormons die Magenpassage beschleunigen. Man vermutet, daß der für diese Veränderungen der Enzym- und Hormonspiegel verantwortliche Mechanismus in Zusammenhang mit einer Stimulation des Vagus durch das Saugen steht [124].

In einigen Studien wurde jedoch keine beschleunigte Magenpassage gefunden, wenn man die Kinder während der Sondenernährung nichtnahrungsbezogen saugen ließ [38, 142]. In anderen Untersuchungen wurde nach einer Behandlung mit nichtnahrungsbezogenem Saugen auch kein signifikanter Anstieg des Lipasespiegels im Magen (Smith et al., 1987, zitiert bei Pickler und Terrell [124]), kein Anstieg der Serumeiweißkonzentration [50] und keine Erhöhung der Energieaufnahme oder Fettresorption [38] gefunden. Erste Untersuchungen, in denen eine mögliche protektive Wirkung nichtnahrungsbezogenen Saugens gegen die Entwicklung einer nekrotisierenden Enterokolitis untersucht wurde, zeigen noch keine schlüssigen Ergebnisse [124]. Erforderlich sind prospektive Studien an größeren Stichproben, die eine Untersuchung des Effektes von nichtnahrungsbezogenem Saugen auf die Magenmotilität sowie auf die Enzym- und Hormonsekretion beinhalten.

Eine zweite Erklärung für die positiven Auswirkungen nichtnahrungsbezogenen Saugens steht in Zusammenhang mit optimalen Verhaltenszuständen in Verbindung mit dieser Intervention. Es wurde gezeigt:

- daß nichtnahrungsbezogenes Saugen die Zeit verringert, die sich das Kind in aktiven Verhaltenszuständen befindet,

- daß sich die im Ruhezustand verbrachte Zeit verlängert und

- daß die Häufigkeit des Wechsels von einem Verhaltenszustand in den anderen abnimmt [31, 42, 55].

Zusätzlich wurde gezeigt, daß ein vor der Fütterung mit der Flasche gewährtes nichtnahrungsbezogenes Saugen Zustände der Ruhelosigkeit verringert und Zustände ruhiger Aufmerksamkeit verstärkt [101]. Nach der Fütterung mit der Flasche vorgenommen, fördert es einen rascheren Übergang in einen ruhigen Verhaltenszustand [42, 125].

Nichtnahrungsbezogenes Saugen kann demnach eine wirksame Einflußgröße auf den Verhaltenszustand sein. Die damit verbundenen Vorteile können mit der Abnahme des physischen Energieverbrauchs und einer verbesserten neurologischen Verhaltensorganisation in Verbindung mit den erreichten optimalen Verhaltenszuständen in Zusammenhang stehen (Abb. 5-4).

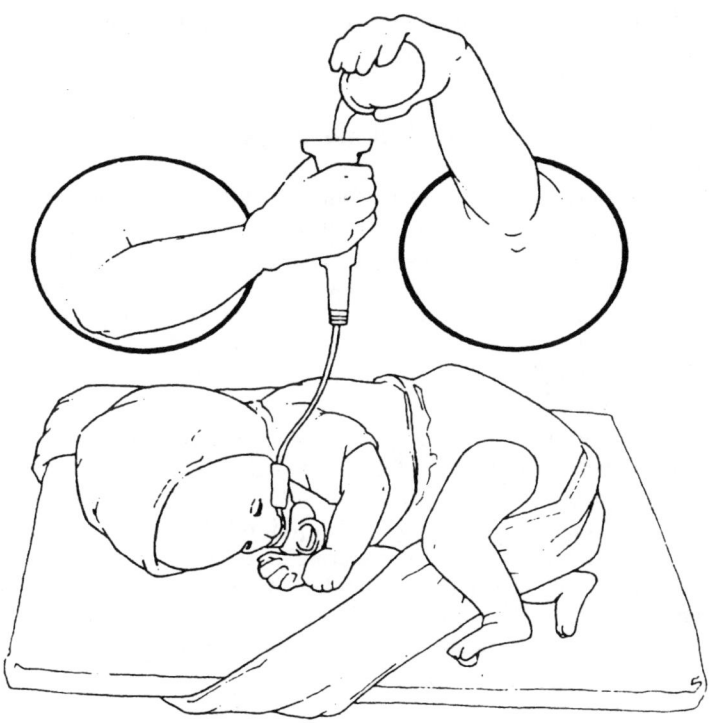

Abb. 5-4 Nichtnahrungsbezogenes Saugen während der Sonden-ernährung geht mit verringertem physischen Energiever-brauch und verbessertem Befinden einher.

5.2 Empfehlungen für die klinische Praxis

Langzeiteffekte von Interventionen Pflegender auf die Verhaltensorganisation extrem Frühgeborener sind nicht bekannt [115, 157]. Es kann lediglich angenommen werden, daß in der Umgebung vorhandene Reize eine Desorganisation des Verhaltens hervorrufen können [5, 153, 157]. Möglicherweise negative Auswirkungen können verringert werden, indem Pflegende sich der Hinweise im Verhalten und im autonomen Bereich stärker bewußt werden und sie bei der Organisation der Pflege des Kindes entsprechend dessen individuellen Toleranzgrenzen nutzen [32, 83, 133, 167].

5.2.1 Verfahren zur Minimierung des Handlings

Der Umgang mit den Kindern sollte koordiniert werden, um das Handling so gering wie möglich zu halten und für Zeiten ununterbrochener Ruhe zu sorgen [83, 161]. Routineverfahren sollten bezüglich ihrer Notwendigkeit überprüft [161] und auf das Notwendigste beschränkt werden, vor allem bei Babys, die in erheblichem Umfang der Versorgung bedürfen [115]. Die Routinekontrolle der Vitalzeichen kann an einem Monitor abgelesen und auskultatorisch einmal pro Schicht stattfinden [148].

Die zeitliche Anordnung von Pflegemaßnahmen sollte in gruppenweise zusammengefaßten Maßnahmen erfolgen, soweit sie vom Kind toleriert werden, und es sollte Zeit zur Erholung und Reorganisation gewährt werden [83, 89, 115]. Dies kann dazu beitragen, eine intraventrikuläre Hämorrhagie zu verhindern [32, 41, 85]. Kinder in sehr instabilem Zustand haben möglicherweise bei jeder Maßnahme Schwierigkeiten, sie auszuhalten, und machen eine Ruhepause zwischen jeder Intervention erforderlich.

5.2.2 Techniken der Streßvermeidung

Auf einigen Stationen wurden „Hände weg!"-Zeiten eingeführt [89, 161], während derer alle nicht notfallbedingten Maßnahmen ausgesetzt werden, um dem Kind die Möglichkeit zu ungestörtem Schlaf zu sichern (Abb. 5-5), und die Pflege wird so geplant, daß sie mit den Phasen zusammenfällt, in denen das Kind wach oder aufmerksamer ist [32, 90]. Wecktechniken können für ein sanftes Wecken des Kindes vor einer Pflegemaßnahme eingesetzt werden, um ein erschrecktes Hochfahren zu verhindern [90, 161]. Verfahren wie Einhüllen [115, 148], das Anbieten nichtnahrungsbezogenen Saugens [32, 161] und das Ermuntern zum Greifen [90, 161] wurden erfolgreich eingesetzt, um die motorische Aktivität und die Abnahme der Sauerstoffsättigung zu senken, negative Reaktionen zu verringern und zu einer Beruhigung des

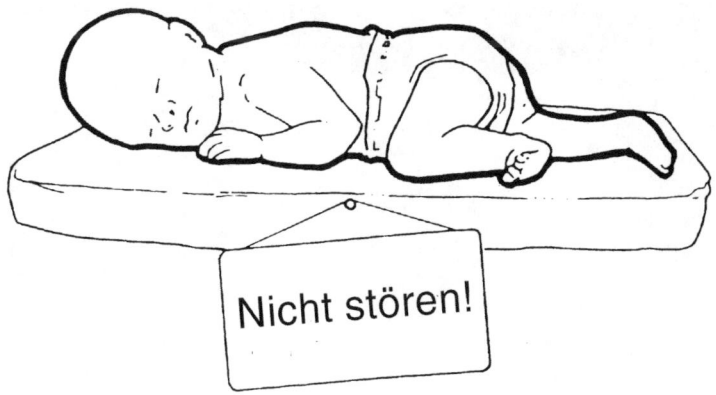

Abb. 5-5 „Hände weg!"-Zeiten sichern dem Kind Gelegenheiten zu ungestörtem Schlaf.

Kindes beim Handling und bei unangenehmen Maßnahmen beizutragen [89, 115, 161].

Einhüllen des Frühgeborenen in der Neugeborenenintensivstation erfordert eine Modifikation herkömmlicher Techniken. Tukker Catlett und Holditch-Davis [148] befürworteten als sicherste Methode, von den Schultern abwärts eine Decke über das Kind zu legen und deren Zipfel sicher unter die Matratze zu stecken (Abb. 5-6). Diese Technik sorgt für motorische Einschränkung, mehr Wärme und bei Bedarf für leichten Zugang [148]. Einhüllen kann jedoch die Wirkung von Wärmestrahlern stören und sollte bei Kindern mit instabiler Körpertemperatur sowie bei Kindern, die unter einem Wärmestrahler ernährt werden, mit Vorsicht angewandt werden.

Nichtnahrungsbezogenes Saugen. Empfehlungen für den Einsatz von Schnullern zur Unterstützung nichtnahrungsbezogenen Saugens bei Frühgeborenen tauchen seit einer Reihe von Jahren in durch Untersuchungen gestützten Pflegepublikationen auf und sollten Teil der Sondenernährung sein [115]. Nichtnahrungsbezogenes Saugen schwächt auch die Verschlechterung im Verhalten und in den physiologischen Werten ab, von denen schmerzhafte Prozeduren oft begleitet werden [55, 148] (Abb. 5-7). Der Einsatz eines Schnullers bei unangenehmen Maßnahmen und bei

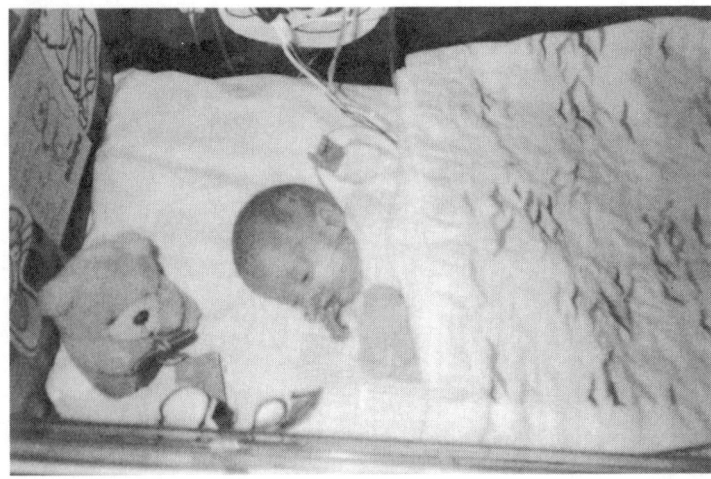

Abb. 5-6 Einhüllen im Bettchen. Die Decke liegt von den Schultern an abwärts und erlaubt das Führen der Hand zum Mund. Die Deckenzipfel stecken sicher unter der Matratze.

Sondenernährung kann daher tatsächlich zu einer Abschwächung negativer Effekte von Streß aus dem Umfeld auf das Frühgeborene führen [148]. Die Besorgnis darüber, daß Schnuller mit schmerzhaften Eingriffen assoziiert werden, scheint unbegründet, es sei denn, die beiden Ereignisse stehen in engem zeitlichen Zusammenhang. Um dies zu vermeiden, sollte der Schnuller vor der Vorbereitung des Kindes auf die schmerzhafte Maßnahme gegeben werden [115].

Das Saugen an einem Schnuller befriedigt das kindliche Saugbedürfnis und fördert ein frühes Lernen, daß Sattheit und Saugen miteinander verbunden sind. Nahrungsbezogenes und nichtnahrungsbezogenes Saugen sind jedoch nicht gleich. Ein Baby, das heftig an einem Schnuller saugt, ist dennoch möglicherweise nicht in der Lage, nahrungsbezogen zu saugen, da beim nichtnahrungsbezogenen Saugen die Phasen des Ausdrückens und Schluckens als Grundlagen des nahrungsbezogenen Saugens fehlen [108]. Dies mag für Eltern verwirrend sein und erfordert gründliches Erklären.

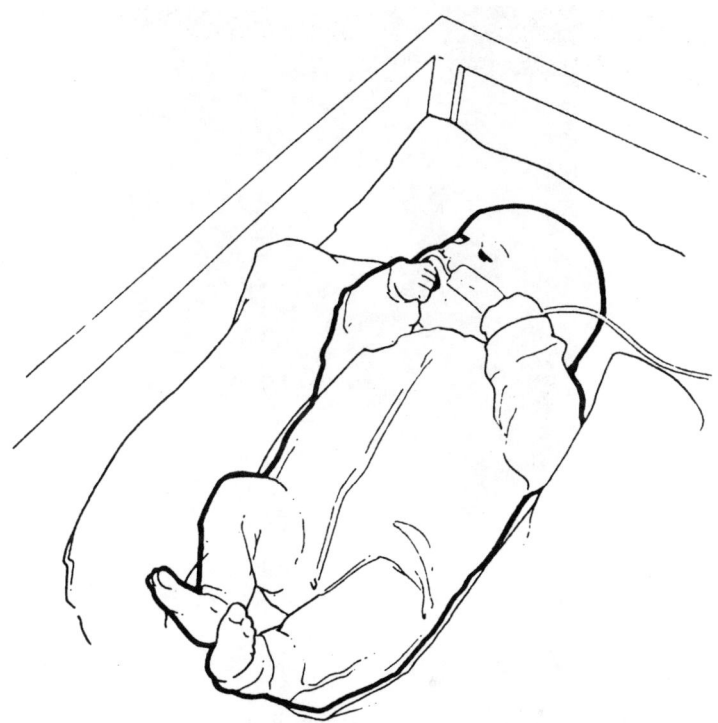

Abb. 5-7 Nichtnahrungsbezogenes Saugen. Die Hände am Mund und nichtnahrungsbezogenes Saugen schwächen die Verschlechterung im Verhalten und in den physiologischen Werten ab, von denen schmerzhafte Prozeduren oft begleitet werden.

5.2.3 Plan für minimales Handling

Kinderkrankenschwestern in der Neugeborenenpflege haben eine Schlüsselposition als „Anwalt" des Frühgeborenen zum Schutz vor unnötiger Berührung. Die Effektivität eines Plans für minimales Handling, wie es in den empfohlenen Richtlinien umrissen wird, hängt von der Kooperation aller Mitarbeiter des multidisziplinären Teams ab.

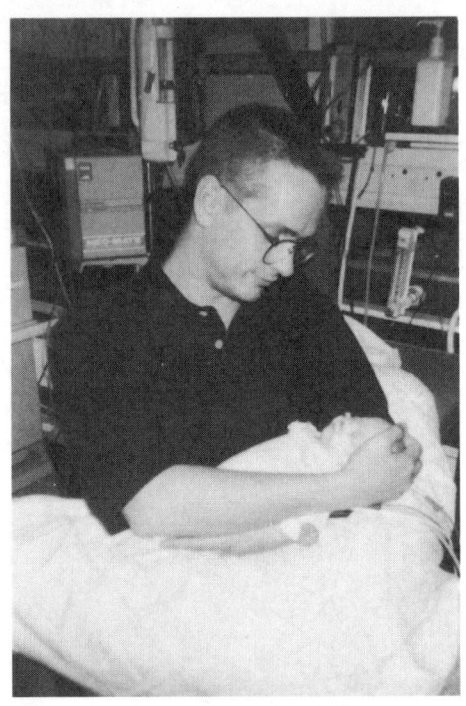

Abb. 5-8 **Eltern** sollten ermutigt werden, ihre Kinder zu halten, zu berühren und zu wiegen und ihnen so die ersten taktilen/kinästhetischen Stimuli zu bieten.

Physiologisch instabile Kinder können überlastet werden, wenn sie gleichzeitig berührt, angesprochen und visuell angeregt werden [161, 167]. In diesen Fällen kann es erforderlich sein, ein Ansprechen oder den Versuch, während einer Maßnahme visuellen Kontakt zu halten, zu vermeiden [30, 161]. Angesichts der Vorteile des Haltens, Berührens und Wiegens der Kinder durch die Eltern [163] scheint es wichtig, diese Tätigkeiten als erste taktile oder kinästhetische Stimuli für unreife Kinder zu fördern (Abb. 5-8). Weitere Untersuchungen sind notwendig, um die Auswirkungen eines verstärkt mütterlichen Verhaltens auf die Gewichtszunahme und das Verhalten Frühgeborener zu erforschen [73, 115].

Eine Durchsicht der Literatur zeigt, daß Handling bei Frühgeborenen auf zwei wichtigen Komponenten beruhen muß: dem Zeitpunkt und einer Individualisierung der Pflege. Der Schlüssel zu adäquater Pflege liegt im allgemeinen in der Reaktion der bzw. des Pflegenden auf Hinweise, die das Kind ihr bzw. ihm gibt. Empfehlungen für das Handling bei Pflegemaßnahmen und bei der taktilen oder kinästhetischen Stimulation wurden in den Entwicklungsförderplan für Frühgeborene in Anhang B aufgenommen.

6 Neuromotorik

6.1 Auswirkungen der Lagerung auf das Frühgeborene

In zunehmendem Maße wird deutlich, daß die Lagerungsbehandlung und das Handling Frühgeborener eine eher normale motorische Entwicklung fördern und die Wahrscheinlichkeit einer Entwicklung abnormer Bewegungsmuster auf ein Minimum reduzieren können [15, 22, 52, 83, 121, 150, 154, 165].

Die durchgesehene Literatur konzentrierte sich bei der Betrachtung der optimalen Lagerung des Frühgeborenen auf vier Kernbereiche:

1. Bauch- versus Rückenlage mit Auswirkungen auf die Sauerstoffversorgung und den Energieverbrauch,
2. Schulterentwicklung,
3. Schädelverformung,
4. Haltung der Hüften.

Nur eine Studie von Bozynski [23] beschäftigte sich mit den Auswirkungen der Seitenlage.

6.1.1 Bauch- versus Rückenlage

Auf vielen Neugeborenenstationen war es früher akzeptierte Praxis, kranke Frühgeborene zur einfacheren Beobachtung und für die Handhabung von Ausrüstung und Geräten wie etwa einem Umbilikalvenenkatheter oder einem Beatmungsgerät in Rückenlage zu pflegen [94]. Mehrere neuere Studien lassen jedoch darauf schließen, daß die Rückenlage für das beeinträchtigte Kind in bezug auf den Sauerstoff- und Energieverbrauch nicht optimal ist. In Bauchlage versorgte Kinder zeigen im Vergleich zur Rük-kenlage derselben Kinder:

- eine erhöhte Oxygenierung, größeres Atemzugvolumen und eine höhere Lungencompliance [94; 106; Wagaman et al., 1979, zitiert bei Jorgensen, 83; 154],
- eine Verringerung begleitender Probleme wie Frühgebore-nenapnoe [88],
- eine Abnahme des Energieverbrauchs [106],
- verlängerte Schlafzeiten [106, 154] sowie
- geringere Aktivität, niedrigere Herzfrequenz und eine stabi-lere Atmung (Brackbill et al., 1973, zitiert bei Fay [52]).

Die Bauchlage in Verbindung mit einer um 30° angehobenen Matratze geht auch mit einer verbesserten Herz-Kreislauf-, Lun-gen- und Magen-Darm-Funktion einher [121] (Abb. 6-1).

Die Pflegenden Fox und Molesky [58] untersuchten die Be-ziehung zwischen arterieller Oxygenierung (P_aO_2) und Rücken-bzw. Bauchlage bei Frühgeborenen mit Atemnotsyndrom (s. Tab. 2-3). Bei jedem Kind (n = 15) fand sowohl in Rücken- als auch in Bauchlage während 15 min eine kontinuierliche Mes-sung der arteriellen Sauerstoffkonzentration statt. Die Ergebnisse zeigten einen durchschnittlichen P_aO_2 von 71,5 mmHg in Bauch-

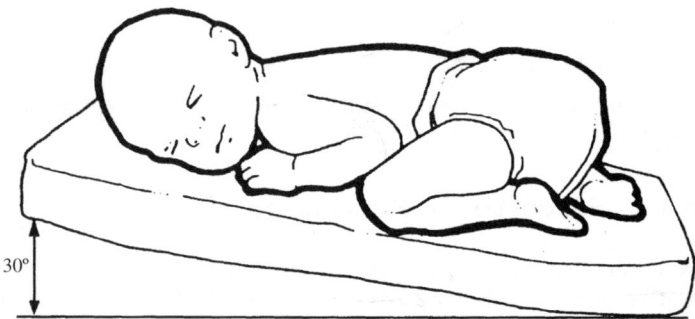

30°

Abb. 6-1   Bauch- und 30°-Lagerung. Die Bauchlage in Verbindung mit einer um 30° angewinkelten Matratze geht mit einer ver-besserten Herz-Kreislauf-, Lungen- und Magen-Darm-Funk-tion einher.

lage, verglichen mit 65,2 mmHg in Rückenlage, was durch vorangegangene Studien gestützt wird [94; Wagaman et al., 1979, zitiert bei Jorgensen, 83]. Die Untersucher schlossen daraus, daß die Bauchlage im Vergleich zur Rückenlage zu einer verbesserten Sauerstoffversorgung führt.

Allerdings müssen gewisse Einschränkungen der Studie berücksichtigt werden. Die Stichprobe war auf intubierte Frühgeborene mit Atemnotsyndrom beschränkt. Die Befunde sind auf termingerecht geborene Kinder sowie auf Kinder mit anderen Krankheiten oder ohne Intubation und künstliche Beatmung möglicherweise nicht anwendbar. Die verwendeten schwingungsgedämpften Wasserbetten übten einen geringeren Druck auf das Abdomen der Kinder aus, als dies bei anderen Wasserbetten oder Matratzen der Fall sein mag. Ferner wurden die Probanden in tiefem Schlaf untersucht, um die Auswirkungen des Verhaltenszustandes auf den P_aO_2 so gering wie möglich zu halten. Es ist nicht bekannt, ob die Unterschiede in der arteriellen Sauerstoffversorgung bestehen geblieben wären, hätte man die Probanden in jeder Stellung länger als 15 min untersucht. Trotz dieser Einschränkungen hob die Studie hervor, wie wichtig es für Pflegende ist, sich der Bedeutung der Lagerung für die Atemfunktion bewußt zu sein und dieses Wissen in ihre Praxis zu integrieren [58].

Darüber hinaus wurden weitere Nachteile der Rückenklage aufgezeigt. Diese umfassen häufigere Schreckreaktionen und Schlafstörungen [161] sowie eine erhöhte Inzidenz der Nackenüberstreckung und des Schulteranhebens bei beatmeten Kindern mit Atemnotsyndrom (Anderson und Auster-Leibhaber, 1984, zitiert bei Fay [52]).

6.1.2 Schulterentwicklung

Georgieff und Bernbaum [61] fanden ferner, daß 46 % der untersuchten Frühgeborenen im Alter von 18 Monaten eine abnorme Schulterretraktion zeigten. Retraktion und Abduktion der Scapula beschränken die Fähigkeit des Kindes zur Schulterrotation nach vorn und damit die Fähigkeit, ohne Unterstützung zu sitzen, zu kriechen, nach Objekten zu greifen sowie mit diesen umzugehen und sie zu transportieren – im ersten Lebensjahr wichtige

Ziele der Entwicklung (Bly, 1981, zitiert bei Georgieff und Bernbaum [61]). Dieses „Durchbiegen", das bei so vielen chronisch kranken Frühgeborenen zu sehen ist, kann zu Schwierigkeiten führen, wenn das Kind von Pflegenden oder den Eltern gestillt, in den Arm genommen, getragen oder angezogen wird, und dies kann nach Pym [126] wiederum Auswirkungen auf die Entwicklung der Eltern-Kind-Beziehung haben.

6.1.3 Schädelverformung

Das allmähliche Abflachen des Kopfes durch das Gewicht des großen Kopfes, der infolge des niedrigen Nackenmuskeltonus seitlich auf der Unterlage liegt, führt zur Verformung von Gesicht und Schädel [33]. Dies ist bei Frühgeborenen charakterisiert durch „eine hohe, schmale Stirn mit Augen, die seitlich in einem langen, schmalen Gesicht zu sitzen scheinen" [150]. Die Bedeutung eines mißgestalteten Schädels ist mehr als nur eine kosmetische. Die normale Drehung eines elliptischen Kopfes in Rückenlage ist schwierig, wenn das Kind heranreift und der Tonus der Nackenmuskulatur zunimmt [152].

Viele Hilfen wurden untersucht, von denen man annahm, daß sie ein beidseitiges Abflachen des Kopfes verringern. Dazu gehören Wasserkissen [105; Schwirian et al., 1986, zitiert bei Cubby, 33], Wasserbetten [76; Kramer und Pierpoint, 1989, zitiert bei Cubby, 33], und weiche Luftmatratzen [28] (Abb. 6-2). Die Ergebnisse waren nicht schlüssig und die Stichproben klein [33, 168]. Es gab keine Untersuchungen, in denen die Wirksamkeit der weichen, wie ein Schwimmreifen geformten Kopfstützen bewertet wurde, die Berichten zufolge in vielen Neugeborenenstationen in den USA in Gebrauch sind [24, 33]. Ferner gibt es gegenwärtig keine kontrollierten Studien, aus denen hervorgeht, wie Lagerung und ein regelmäßiges Wenden des Kopfes eingesetzt werden können, um Deformierungen des Schädels und des Gesichts zu verhindern. Es wird berichtet, daß Praktiken des Kopfwendens auf Neugeborenenstationen mit einer Dauer von 2–6 Stunden beträchtlich variieren [33], wobei einige Autoren (Schwirian et al., 1986, zitiert bei Cubby [33]) empfehlen, daß die Kinder phasenweise in gestützter Rückenlage liegen, um eine Verformung des Schädels zu verringern.

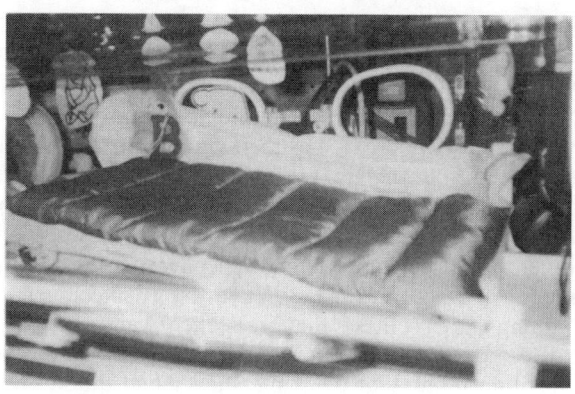

Abb. 6-2 „Spenco"-Matratze

6.1.4 Hüfthaltung und Lagerungsbehandlung

Downs et al. [44], Turrill [150] und Pym [126] teilen die Ansicht, daß langes Liegen auf dem Rücken oder auf dem Bauch zu ausgeprägter Hüftbeugung und abgeflachten, froschähnlichen Haltungen führen kann. Downs und Mitarbeiter [44] untersuchten, ob das Aufrechterhalten funktionaler Haltungen während des Klinikaufenthaltes bei Frühgeborenen die Entwicklung der Froschhaltung oder abgeflachter Haltungen verhindert. Die Kinder wurden nach Zufallsverteilung entweder entsprechend der auf Station gängigen Pflegepraxis gelagert (Kontrollgruppe, n = 24), oder sie erhielten eine spezielle Hüftunterstützung, die im Alter von 7 Tagen begann und bis zu einem korrigierten Alter von mindestens 36 Wochen fortgesetzt wurde (Interventionsgruppe, n = 21) (s. Tab. 2-3).

Sobald die Kinder das Gestations- plus Postnatalalter von 40 Wochen erreicht hatten, bestimmten Pädiater die Haltung der Babys. Dabei wurden Standardwerte aus einer Vorstudie zur Einschätzung der Haltung an 25 termingerecht geborenen Kindern verwendet, deren Zustand als medizinisch gut beurteilt worden war. Die Untersucher folgerten daraus, daß eine spezielle Hüftunterstützung während der Phase der Intensivpflege im Alter des termingerechten Geburtszeitpunktes in geringerem Maße zu

Merkmalen einer abgeflachten Haltung führt, wobei dieser Effekt bei Kindern, die in der 24 – 28 Schwangerschaftswoche zur Welt kamen, stärker wahrnehmbar ist.

Obwohl diese Ergebnisse unmittelbar umsetzbare Auswirkungen für die Pflegepraxis besitzen und bereits einige klinische Bereiche beeinflußt haben [126, 168], müssen mehrere Einschränkungen dieser Studie berücksichtigt werden. Obwohl den Pädiatern, die die Untersuchung der Haltung in der 40. Woche vornahmen, nicht bekannt war, welcher Gruppe das Kind zugeteilt worden war, um auf diese Weise das Risiko einer „Erwartungshaltung" oder eines „diagnostischen Verdachts" [118] so gering wie möglich zu halten, wurden die Methode zur Bestimmung der Interreliabilität der Untersucher und die tatsächlichen Werte nicht berichtet, was die Interpretation der Ergebnisse einschränkt [79]. Manche Kinder wurden auch vor der Untersuchung der Haltung nach Hause entlassen, über die häusliche Umgebung und Pflege, die das Ergebnis bekanntermaßen beeinflussen, wurde jedoch nicht berichtet [118].

Trotz dieser Einschränkungen ist Forschung auf diesem Gebiet zu begrüßen, da sie eine der ersten quantitativen Untersuchungen der Lagerungsbehandlung zu sein scheint, obwohl diese Techniken bereits seit 1986 [152] empfohlen werden. Folgeuntersuchungen sind jedoch unbedingt notwendig, um festzustellen, ob die empfohlenen Verfahren langfristig schädigende Auswirkungen für diese Kinder haben, denn, wie Dunn [46, S. 801] in einem Kommentar zu der Untersuchung von Downs und Mitarbeitern warnte: „Ihre Schlußfolgerungen, welche Stellungen und Haltungen ‚normal' und welche ‚nicht normal' sind, müssen mit Zurückhaltung betrachtet werden ... keine Stellung, bei der Gewicht aufgenommen wird, kann bei extrem Frühgeborenen als normal angesehen werden."

6.2 Empfehlungen für die klinische Praxis

Aus der Durchsicht der verfügbaren Literatur geht klar hervor, daß das primäre Ziel einer Lagerung bei Frühgeborenen darin besteht, die Ausgewogenheit zwischen Beugung und Streckung zu fördern. Die stützende Lagerung der Extremitäten in Ausrichtung auf die Mittellinie und das Aufrechterhalten der Körpersymmetrie fördern ein besseres Gleichgewicht zwischen Beuge- und Streckmuskulatur und verhindern Haltungsanomalien und Fehlbildungen, wodurch wiederum die Entwicklung normaler Bewegungsmuster während der Kindheit erleichtert wird [72, 161]. Downs et al. [44], Pym [126], Turrill [150] und Young [168] befürworten die Lagerungsbehandlung in abwechselnder Bauch-, Seiten- und Rückenlagerung, um dieses Ziel zu erreichen.

Häufige Lagewechsel, die es einzelnen Gewichtsmomenten nicht gestatten, lange Zeit in irgendeine Richtung zu wirken, wären ein Grundprinzip, auf dem Richtlinien zur Lagerungsbehandlung auf der Neugeborenenstation begründet werden könnten [168].

6.2.1 Bauchlage

Übereinstimmend wird in der Literatur die Bauchlage vorgezogen, wenn die physiologische Stabilität des Frühgeborenen das Hauptziel darstellt [58, 106, 110, 121, 154, 168]. Selbst ein hochakut erkranktes Kind unter assistierter Beatmung, mit Umbilikalvenenkathetern und Thoraxdrainagen kann auf dem Bauch gelagert werden [90, 161], um die Bewegung der Lungen zu erleichtern und die Oxygenierung zu verbessern.

Die Bauchlagerung fördert die Beugung aller Extremitäten und läßt sich am besten durch eine Hüftrolle (Abb. 6-3) erreichen, um eine Außenrotation der Hüfte zu verhindern [9, 44].

Das Baby wird mit leicht angehobenem Becken gelagert, so daß die unteren Gliedmaßen das Gewicht über das vordere Knie aufnehmen, und die Hüften werden nicht über 90° gebeugt [44, 72]. Zusätzliche Rollen oder ein „Nest" (Abb. 6-4) können zu beiden Seiten des Kindes angebracht werden, um für taktile Stimulation und Gehaltensein zu sorgen [52, 161, 168]. Babys, deren Bewegungen eingeschränkt werden, neigen dazu, ruhiger zu sein, weniger Medikamente zu benötigen und rascher an Gewicht zuzunehmen [83, 107]. Die Hände können auch dicht an den Mund des Kindes gebracht werden. Dies fördert die Orientierung zwischen Hand und Mund und hat eine beruhigende Wirkung [52, 83].

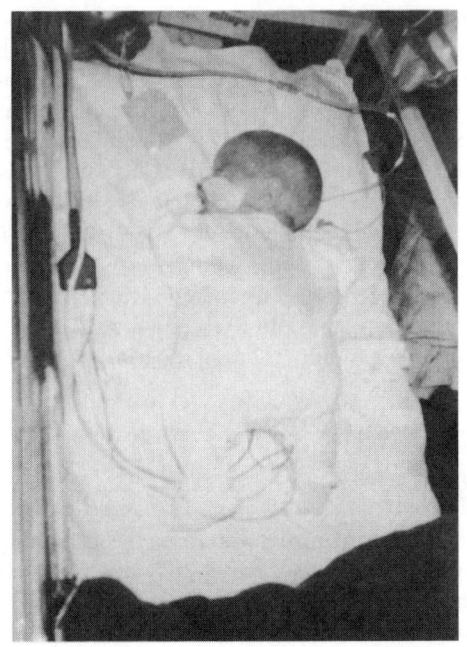

Abb. 6-3 Bauchlagerung. Fördern Sie Beugung und Adduktion in Hüfte und Knien, und verhindern Sie die Außenrotation der Hüfte, indem Sie eine Rolle unter die Hüfte und möglicherweise unter die Füße plazieren. Beachten Sie, wie in dieser Haltung Bewegungen der Hand zum Mund unterstützt werden.

Plötzlicher Kindstod. Untersuchungen zur Schlafhaltung und zur Inzidenz des plötzlichen Kindstodes haben gezeigt, daß Verbindungen zur Pflege der Kinder in Bauchlage bestehen und diese zur häuslichen Pflege nicht empfohlen werden sollte [40, 109, 162]. Es ist daher äußerst wichtig, Eltern darauf hinzuweisen, daß es sicher ist, ihr Kind in Bauchlage zu pflegen, solange ihr Kind im Krankenhaus ist und die Atmung elektronisch überwacht wird. Kinderkrankenschwestern in der Neugeborenenpflege müssen die Kinder vor ihrer Entlassung an die Seiten- oder Rückenlage gewöhnen. Die Bauchlagerung über längere Zeit

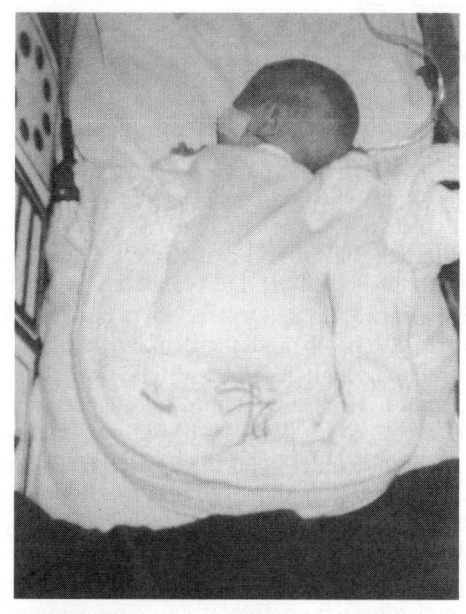

a)

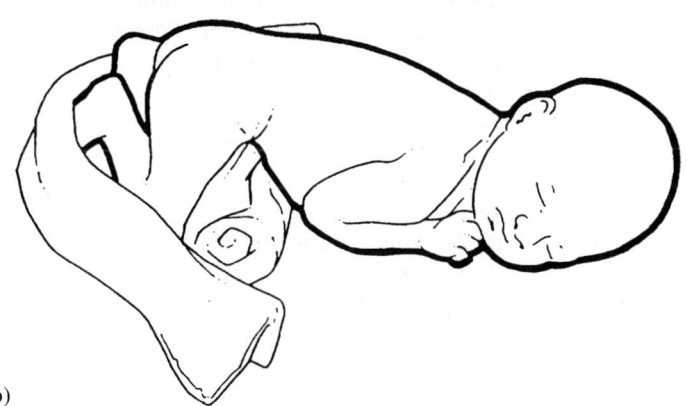

b)

Abb. 6-4 **Rollen** können dazu verwendet werden, um dem Kind in Bauchlage ein „Nest" zur Bewegungseinschränkung und als Stütze zu bieten.

hinweg scheint demnach sowohl positive wie negative Auswirkungen zu haben.

6.2.2 Seitenlage

Kann ein Kind nicht auf dem Bauch gelagert werden, so ist die Seitenlage der Rückenlage vorzuziehen [15, 150]. Bei seitlicher Lagerung sollte der Rumpf rechtwinklig zur Oberfläche der Unterlage abgestützt werden [44]. Dies läßt sich erreichen durch einen Keil oder eine zusammengerollte Decke im Rücken, mit einem gefalteten Tuch über dem Becken, um Stabilität und Beugung aufrechtzuerhalten. Eine weiche Rolle zwischen den Beinen des Kindes erhält die Neutralstellung der unteren Extremität [44, 72] (Abb. 6-5a). Pym [126] befürwortet auch das Plazieren einer kleinen Windel unter die gewichttragende Hüfte, um das Becken leicht rotieren zu lassen und die Beugung des Oberschenkels zu unterstützen, so daß dieser sich drehen und auf der Matratze ruhen kann (Abb. 6-5b). Halbmondförmige Rollen im Rücken oder in Form geschnittener Schaumstoff wurden auf einigen Stationen erfolgreich eingesetzt, um eine geeignete Seitenlage zu erleichtern [161] (Abb. 6-5c). Um zu verhindern, daß das Kind sich gegen diese Rückenstütze anspannt, kann eine weiche Rolle oder ein dünnes, gepolstertes Spielzeug angeboten werden, um das Kind anzuregen, sich der Rolle oder dem Spielzeug entgegenzubeugen [52] (Abb. 6-6). Diese Haltung erlaubt auch die Beugung der Arme, um Saugen und Selbstberuhigungsverhalten zu erleichtern [150, 161].

Wenn das Baby auf dem Rücken liegen muß, so wird ein Stützen in gebeugter Haltung befürwortet [52, 150, 161]. Arme und Knie des Kindes müssen von der Unterlage des Bettchens angehoben und abgestützt werden, um die Hüft- und Schulterabduktion zu verringern [72] (Abb. 6-7). Kopf, Körper und Füße können in der Mittellinie gestützt werden [150], indem weiche, zusammengerollte Decken dicht an das Baby gelegt werden, um Begrenzungen zu bilden, die die Bewegungen des Kindes einschränken und, noch dichter gelegt, dem Mutterleib ähnlich sind [52, 153] (Abb. 6-8). Auch ein „umgekehrter Halo" hilft, Begrenzungen zu bilden und erlaubt das Drehen des Kopfes [72, 150]. Besondere Aufmerksamkeit ist beim Einsatz gepolsterter

Ringe als „Halos" gefordert, da sich verstärkt Druckstellen ergeben können. Es ist ratsam, daß alle „Halos", die als Begrenzungen um den Kopf des Kindes herum gefertigt werden, aus wei-
chem, formbarem Material wie etwa einem zusammengerollten
Tuch bestehen sollten. Auch eine Schaumstoffmatratze mit in der
Mitte herausgeschnittenem „Nest" zur Aufnahme von Rumpf
und Kopf des Kindes wurde auf Neugeborenenintensivstationen
erfolgreich zur Aufrechterhaltung einer stützenden Rückenlage
eingesetzt [72, 161]. Das Abstützen des Kopfes in der Mittellinie
senkt auch das Risiko einer Apnoe, einer intermittierenden Verle-
gung der Atemwege sowie von Schwankungen des Schädelin-
nendrucks, die sich bei zur Seite gedrehtem Hals ergeben können, auf ein Minimum [121]. Kleine Rollen können unter die
Knie gelegt werden, um die Beinbeugung zu erleichtern sowie
nötigenfalls unter das Hinterhaupt, um die Atemwege des Babys
zu unterstützen und gleichzeitig eine leichte Vorwärtsbeugung
des Kopfes zu ermöglichen, um ein übermäßiges Streckverhalten
so weit wie möglich abzuschwächen [52, 150].

6.2.3 Lagerungshilfen

Das Stützen der Füße durch Umschließen mit einem „Nest" oder
Rollen kann helfen, Bewegungen zu kontrollieren, die Beugung
zu verstärken und die Beruhigung zu fördern [5, 30]. Oft beobachtet man Babys, die sich bis an die Wand des Inkubators ge-
schoben haben, um sich gegen deren Fläche zu stemmen. Durch
Nester und Rollen wird das Baby gestützt (Tab. 6-1) und ver-
schwendet nicht wertvolle Kalorien, indem es im Inkubator um-
herrutscht. Diese Stützen helfen auch bei der Erhöhung des Muskeltonus, da dem Baby Oberflächen geboten werden, gegen die
es sich stemmen kann. Auch die Sicherheit und Stabilität können
erhöht werden und so den Energieverbrauch weiter reduzieren
[72, 107]. Wann immer möglich, sollten die Hände über den
Brustkorb zur Mittellinie geführt werden [52, 161]. Maßnahmen
zur Bewegungseinschränkung sollten nicht dazu genutzt werden,
um eine Stellung aufrechtzuerhalten [115, 121, 161].

Zahlreiche Interventionen wurden empfohlen, um bei Frühgeborenen ein beidseitiges Abflachen des Kopfes zu verhindern.
Sie umfassen Wasserkissen, Wasserbetten, weiche Schaumstoff-

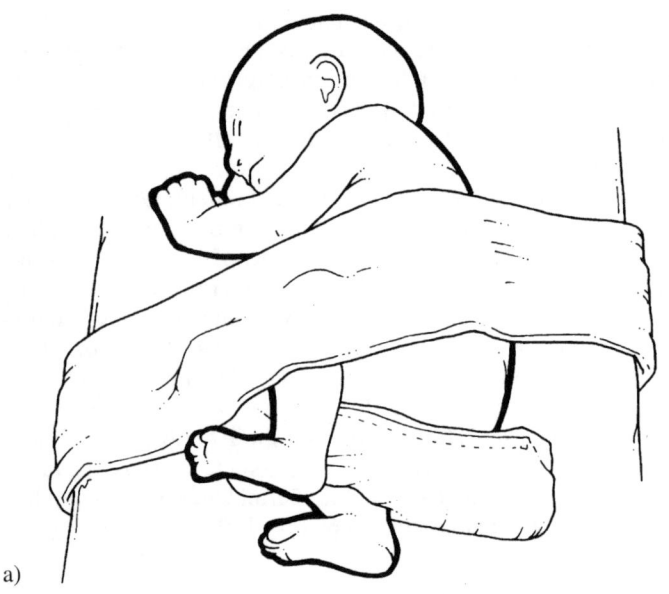

a)

Abb. 6-5 Seitenlage. Die Seitenlage läßt sich durch eine zusammengerollte Decke oder einen Keil im Rücken und zwischen den
Beinen, mit einem zusammengefalteten Tuch über dem Bek-
ken aufrechterhalten.

und Luftmatratzen, ringförmige Kopfstützen und regelmäßigen
Lagewechsel des Kopfes zur jeweils entgegengesetzten Seite
[33, 168]. Für den eindeutigen Nachweis der Wirksamkeit dieser
Maßnahmen sind jedoch weitere Untersuchungen erforderlich.

Lagerungshilfen müssen nicht teuer sein. Den Empfehlungen von Hallsworth [72] zufolge müssen sie jedoch angenehm
anzuschauen und leicht zu lagern sein und für den Inkubator geeignete Abmessungen haben. Tücher aus Baumwollflanell in Pa-
stelltönen oder mit für Babys geeignetem Aufdruck sind leicht
zu waschen und lassen sich zu passenden Formen und Größen
falten oder rollen. Diese Hilfen geben auch Eltern Gelegenheit,
das Bettzeug ihres Kindes zu bestimmen, da die Auswahl der Be-
kleidung bei schwerkranken Kindern, die nackt gepflegt werden,
oft entfällt [72].

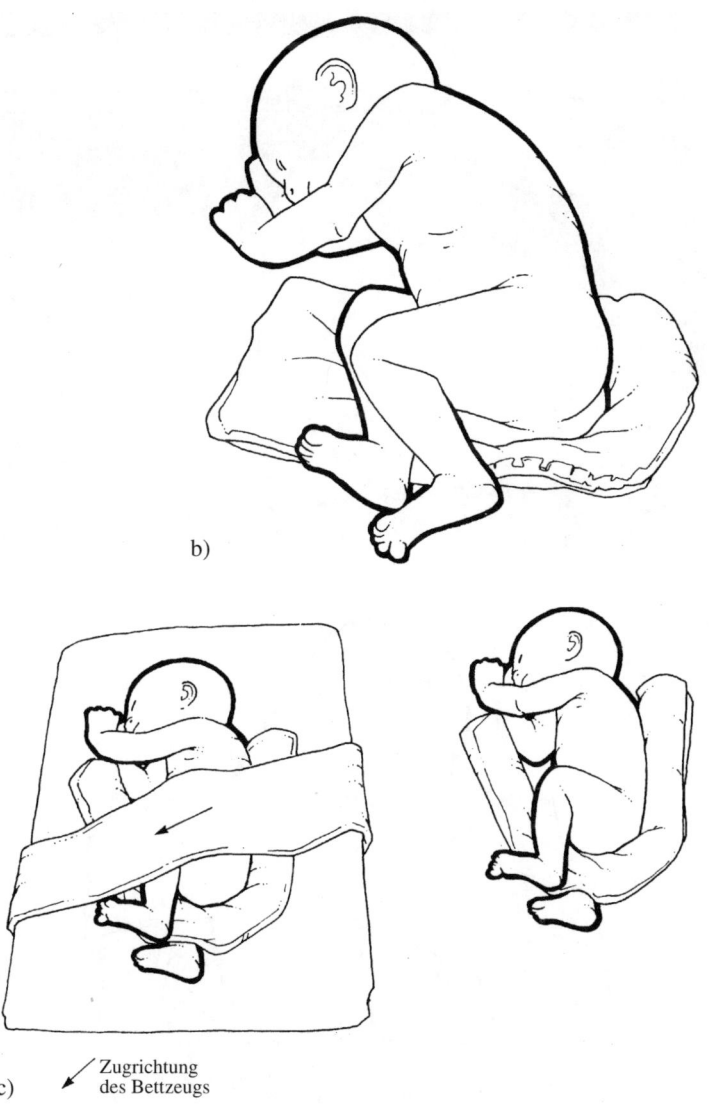

b)

c)

Zugrichtung
des Bettzeugs

Abb. 6-5 (Fortsetzung)

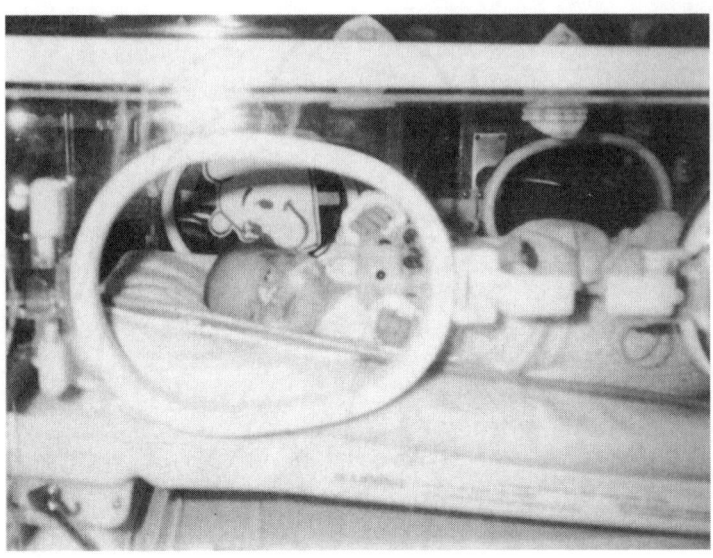

a)

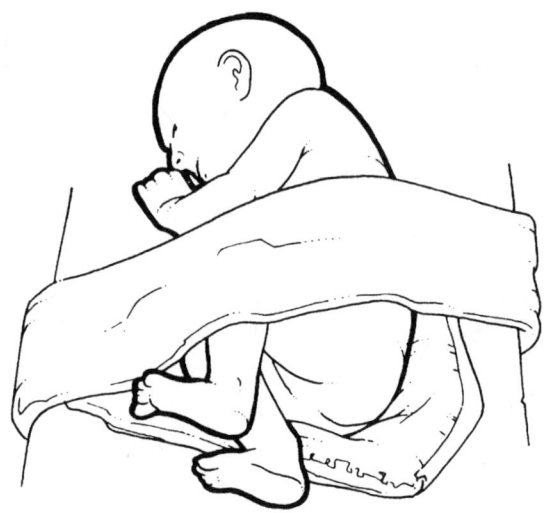

b)

Abb. 6-6 Seitenlage. Eine weiche Rolle oder ein weiches Spielzeug regen das Kind an, sich dem Objekt entgegenzubeugen.

Tab. 6-1   Passende Lagerung, Ziele und Anregungen zur Unterstützung

Lage	Art der Stütze	Quelle
Bauchlage		
Hände zum Gesicht	Abstützen der Arme	Hallsworth [72]
Vorgezogene Schultern	Weiche, formende Matratze	Whitley und Cowan [161]
Gedrehte Wirbelsäule	Weiche Matratze	Whitley und Cowan [161]
Anheben des Beckens (Gewichtsaufnahme durch vorderes Knie)	Gepolsterte Rolle unter dem Becken	Downs et al. [44]
Knie gebeugt und untergeschlagen	Fußstütze	Downs et al. [44]
Füße im rechten Winkel	Stütze als Widerlager	Downs et al. [44]
Seitenlage		
Kopf auf Mittellinie	Weiche Matratze oder kleines, flüssigkeitsgefülltes Kissen	Cubby [33]
Leicht gerundeter Rücken	Halbmondförmige Rolle oder Schaumstoff	Whitley und Cowan [161]
Stabilität und Beugung	Stützrolle im Rücken	Downs et al. [44]
Verhindern der Rückwärtsbeugung	Weicher Stimulus in Reichweite	Fay [52]
Schultern in Neutralstellung vorgebeugt	Rolle in Reichweite vor dem Kind	Fay [52]
Schultern vorgebeugt (nicht zurückgezogen)	Geformte Stütze im Rücken des Kindes	Grunwald und Becker [70]
Hände zum Gesicht	Bewegungseinschränkung	Whitley und Cowan [161]
Gebeugte Knie	Rollen an den Füßen als Widerlager	Turrill [150]
Symmetrie	Polster zwischen den Beinen	Downs et al. [44]
Rückenlage		
Kopf in Mittellinie	Weiche, formende Matratze und/oder „Halo"	Hallsworth [72]
Symmetrie und Bewegungseinschränkung	Seitliches Abstützen durch „Nester"	Turrill [150]
Arme nach vorn und zur Mittellinie	Schulterstütze	Hallsworth [72]
Hüft- und Kniebeugung	Polster zum Abstützen unter den Knien und/oder an den Füßen	Turrill [150]

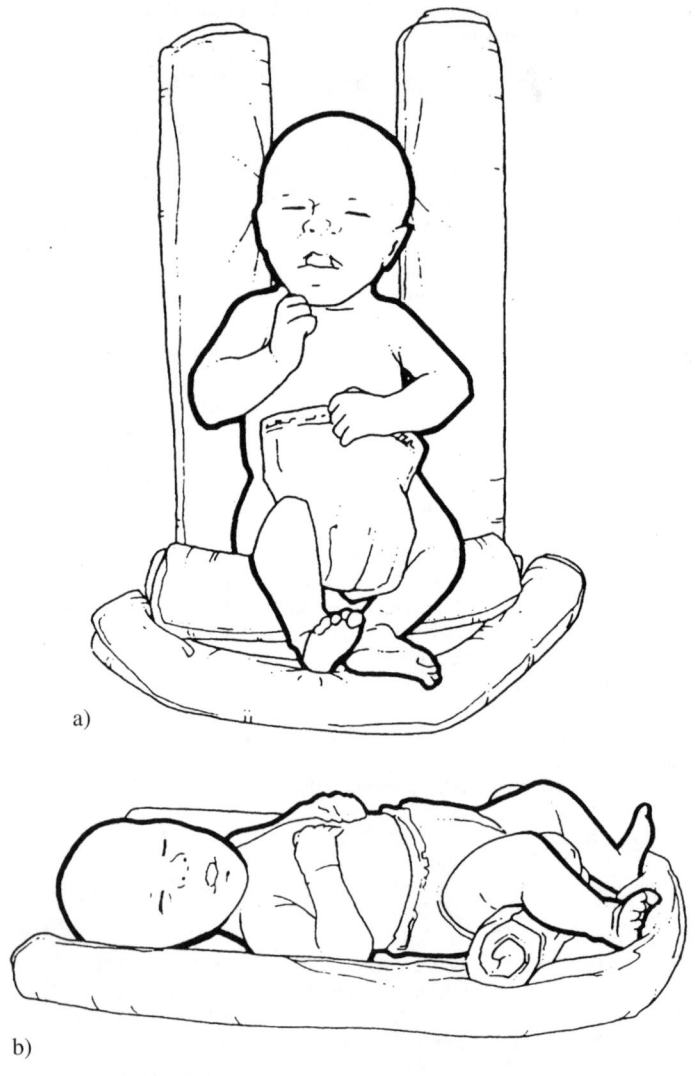

a)

b)

Abb. 6-7   Rückenlage. Kleine Rollen heben Arme und Knie des Kindes von der Unterlage des Bettchens und stützen sie, um die Hüft- und Schulterabduktion zu verringern.

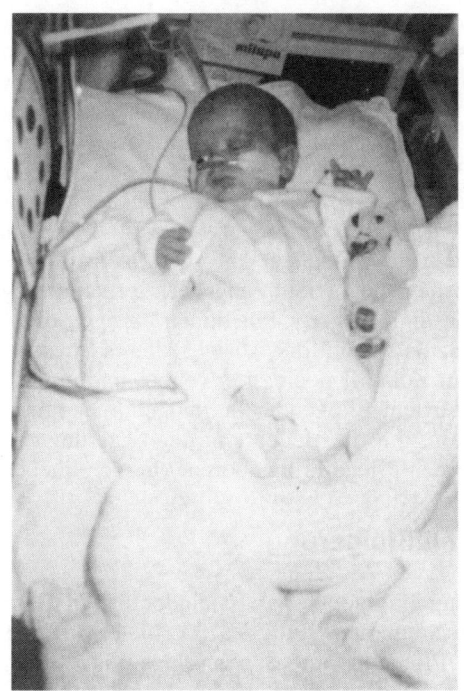

Abb. 6-8 **Ein „Nest"** oder Begrenzungen unterstützen die Lage des
Kindes, helfen bei der Schonung von Körperkräften, indem
sie dessen Bewegungen einschränken und erhöhen den Muskeltonus, indem sie Flächen bieten, gegen die die Muskeln
angespannt werden können.

Darüber hinaus sind Lagerungshilfen im Handel inzwischen
leichter erhältlich. Mehrere Hersteller in Europa und den USA
haben Lagerungshilfen entwickelt, die für den Einsatz in der
Neugeborenenintensivstation sowie nach der Entlassung aus der
Klinik geeignet sind.

Eine Forschungsgruppe von Designern unter der Leitung
der Rehabilitationsplanerin Vivien Young von „Tools for Living"
am Brunel Institut für Biotechnik haben eine Reihe von „Prem
Positioners" speziell zur Unterstützung der Körperhaltung bei
Frühgeborenen entwickelt. Diese für eine zukünftige Vermark-

tung geplanten Lagerungshilfen wurden in Zusammenarbeit mit einem Physiotherapeuten vom University College Hospital, London, einem Beschäftigungstherapeuten vom St. Mary's Hospital, London, und Pflegenden der Neugeborenenintensivstationen des Hillingdon Hospital und des Wexham Park Hospital entwickelt. Ziel der „Prem Positioners" ist es, Babys beim Einnehmen von Beugehaltungen zu helfen, die jenen gleichen, die ein termingerecht geborenes Baby natürlicherweise einnimmt, um so für eine geeignete, den individuellen Anforderungen des jeweiligen Babys entsprechende Unterstützung der Körperhaltung zu sorgen. Beispiele für einige „Prem Positioners" zeigen die Abbildungen 6-9 bis 6-13. Es besteht die Absicht, dieses Spektrum an Lagerungshilfen in Zukunft noch zu erweitern und ein Trainingspaket für den Unterricht Pflegender in Neugeborenenintensivstationen zu entwickeln, um die Bedeutung der Lagerung als Bestandteil der allgemeinen Pflege Frühgeborener hervorzuheben [169].

6.2.4 Schlußfolgerung

Die Lagerung Frühgeborener ist eindeutig ein Gebiet, auf dem weitere Forschung notwendig ist [33, 44, 168]. In der Zwischenzeit können Pflegende ihre Schlüsselposition zur Einführung der empfohlenen Interventionen und zur Verbesserung der langfristigen neuromotorischen Entwicklung dieser Kinder nutzen [52, 168]. Empfehlungen für die Lagerungsbehandlung wurden in den Entwicklungsförderplan für Frühgeborene in Anhang B aufgenommen.

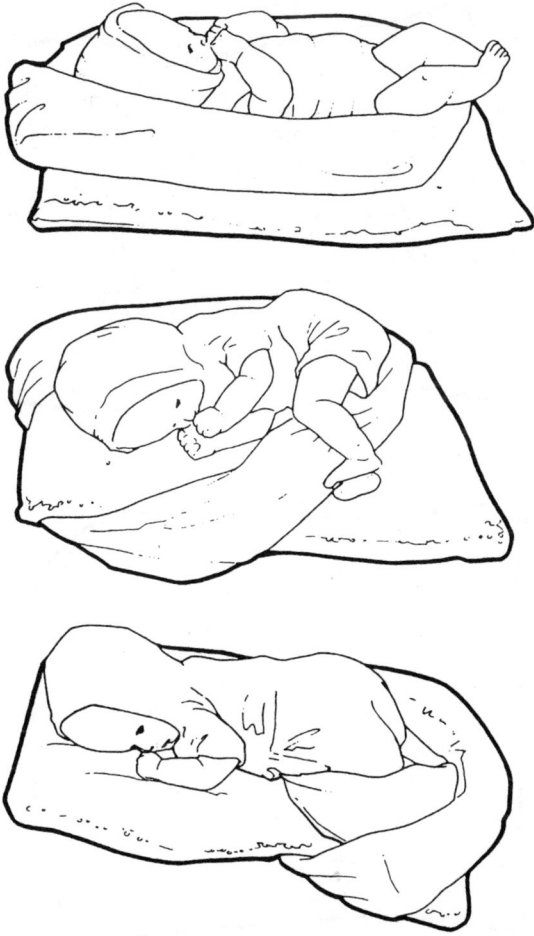

Abb. 6-9   Lagerungspolster. Das in mehreren Größen erhältliche Lagerungspolster („Prem Positioners"; Tools for Living) kann eingesetzt werden, um das Frühgeborene in Rücken-, Seiten- und Bauchlage zu unterstützen. (Mit freundlicher Genehmigung modifiziert nach Young, V. (1995): Tools for Living: Prem Positioners. Uxbridge, Brunel Institute for Bioengeneering, Brunel University)

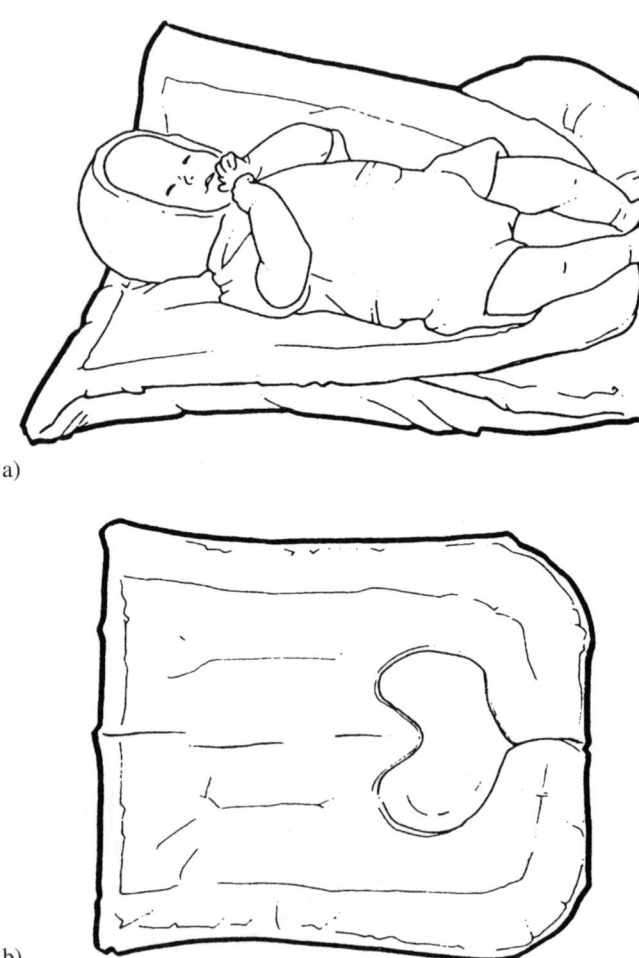

a)

b)

Abb. 6-10 **Die Haltungsmatratze (a)** („Prem Positioners"; Tools for Living).

b) In Rückenlage stützt diese Lagerungshilfe die Knie, um eine stärker gebeugte Haltung zu erzeugen, und gestattet die Vorwärtsrotation des Beckens.

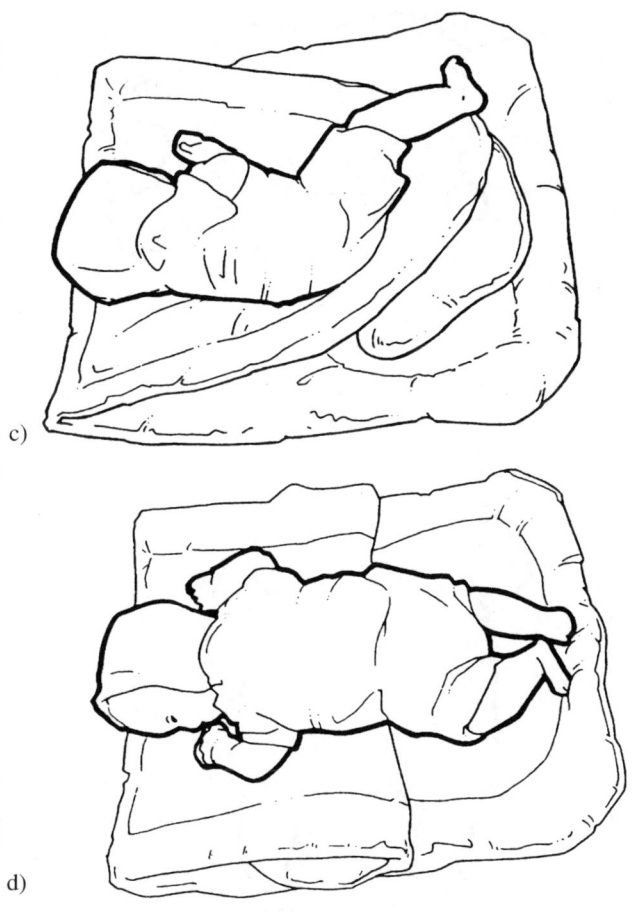

c)

d)

Abb. 6-10　**c)** Seitenlage in der Haltungsmatratze. Das Abstützen des Rückens kann durch zusätzliche Polsterung unter der Matratze verstärkt werden.

d) Bauchlage auf der Haltungsmatratze unterstützt die Beugehaltung der Beine.

(Mit freundlicher Genehmigung modifiziert nach Young, V. (1995): Tools for Living: Prem Positioners. Uxbridge, Brunel Institute for Bioengeneering, Brunel University)

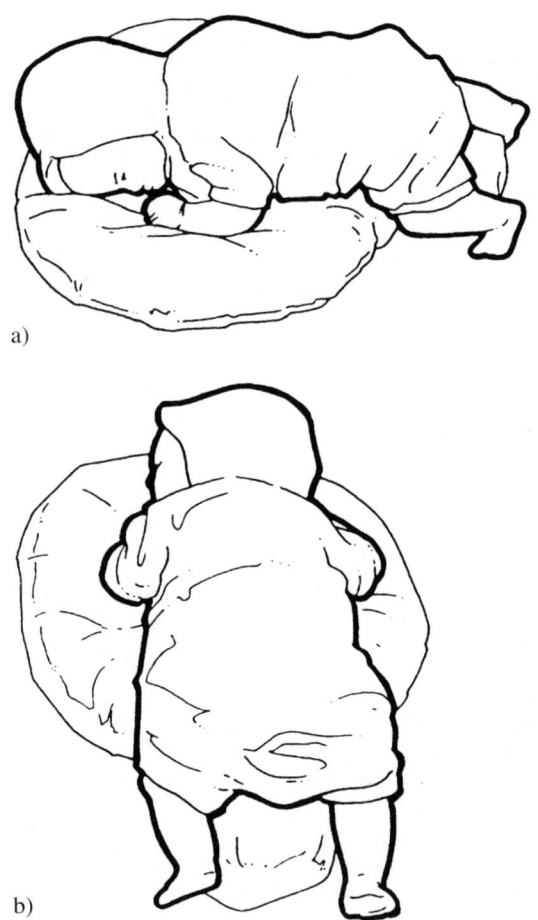

a)

b)

Abb. 6-11 **Das Bauchlagerungskissen** („Prem Positioners"; Tools for Living). Das Abstützen der Hüften verringert eine abgeflachte, froschähnliche Haltung und erlaubt den Beinen, das Gewicht des Unterleibs aufzunehmen. (Mit freundlicher Genehmigung modifiziert nach Young, V. (1995): Tools for Living: Prem Positioners. Uxbridge, Brunel Institute for Bioengeneering, Brunel University)

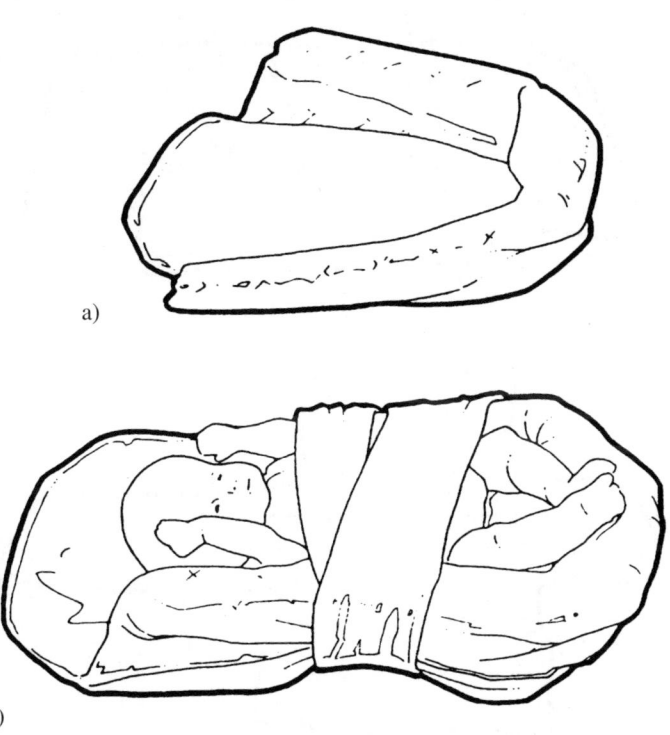

a)

b)

Abb. 6-12 **Das Kuschelnest** („Prem Positioners"; Tools for Living) sorgt für sichere und beruhigende Begrenzungen und ermöglicht ein Anheben des Babys bei nur minimaler Störung. (Mit freundlicher Genehmigung modifiziert nach Young, V. (1995): Tools for Living: Prem Positioners. Uxbridge, Brunel Institute for Bioengeneering, Brunel University)

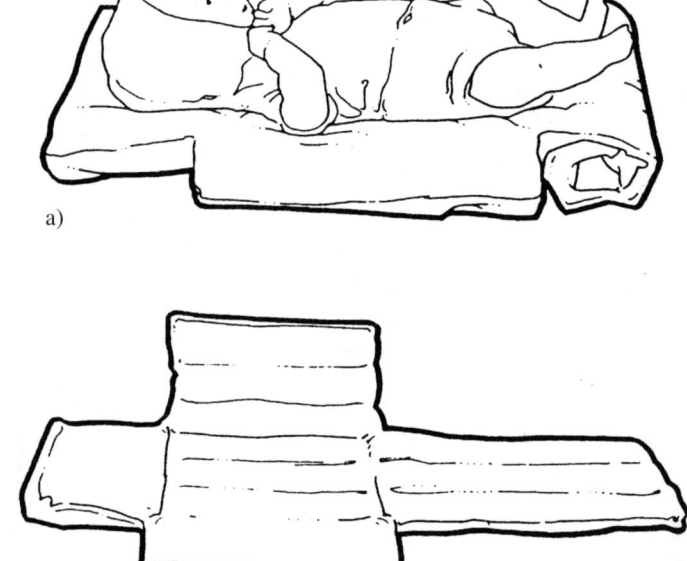

a)

b)

Abb. 6-13 **Die Rippenmatratze** („Prem Positioners"; Tools for Living) bietet eine weiche, formbare Oberfläche und gestattet den Wechsel von der Seiten- in die Rücken- oder Bauchlage bei nur minimaler Störung des Babys. (Mit freundlicher Genehmigung modifiziert nach Young, V. (1995): Tools for Living: Prem Positioners. Uxbridge, Brunel Institute for Bioengeneering, Brunel University)

7 Zum Abschluß

Unter fortgeschrittenen Technologien und einer in hohem Grade leistungsfähigen Pflege haben Frühgeborene eine größere Überlebenschance. Mit diesem Überleben gehen das Risiko von Seh- und Hörstörungen sowie somatosensorischer und neurologischer Defizite einher [133]. Die kindliche Entwicklung ist an die dynamische Interaktion des Kindes mit seiner Umgebung gekoppelt [5]. In der Literatur herrscht Übereinstimmung, daß die hochtechnisierte Umgebung einer Neugeborenenintensivstation für das sich entwickelnde unreife Zentralnervensystem des Frühgeborenen nicht geeignet ist [5, 9, 13, 60, 115, 133, 153, 159]. Im praktischen Umgang muß daher das Umfeld in der Neugeborenenintensivstation kritisch analysiert und modifiziert werden, um die Entwicklung sensibler Frühgeborener zu fördern [77].

Pflegeinterventionen, die die Entwicklung unterstützen, erleichtern die Verhaltensorganisation, indem sie selbstregulierendes Verhalten fördern [167]. Kinder, die ihre physiologische Organisation oder ihre Verhaltensorganisation aufrechterhalten oder wiedergewinnen,

- schonen ihrer Körperkräfte für das Wachstum,
- geben den Betreuenden eindeutige Verhaltenshinweise,
- erleichtern den Aufbau der Eltern-Kind-Beziehung und
- nutzen Verhaltensweisen der Selbstberuhigung oder Habituation bei der Interaktion mit einer zu stark stimulierenden Umgebung [5, 18, 37].

In der Folge kann die Entwicklung besser verlaufen, vor allem bei Kindern, bei denen das Risiko von neurologischen Ausfallerscheinungen und Verhaltensstörungen sowie einer verzögerten Entwicklung besteht [37].

Es werden empirische Studien von Als [5] und Becker et al. [13] diskutiert, um zu zeigen, wie die Integration vieler der Komponenten des Entwicklungsansatzes in der Pflege, die in den vorangegangenen vier Kapiteln besprochen wurden, bei Frühgeborenen zu deutlichen Verbesserungen des Ergebnisses geführt hat.

7.1 Individualisierte Pflege

Avery und Glass [9] schlugen vor, daß ein vernünftiges Pflegeprogramm in der Neugeborenenintensivstation mit der Betrachtung jedes einzelnen Kindes beginnen muß, da die Sinnesmodalitäten nicht alle zur gleichen Zeit ausreifen. Diese Anregung wird durch Forschungsergebnisse unterstützt, welche nahelegen, daß eine individualisierte, auf Verhaltenseinschätzungen beruhende Pflege das Ergebnis der Entwicklung bei diesen Kindern verbessern kann [5, 13, 37, 83, 115, 123, 127, 133].

7.1.1 NIDCAP

Das „Neonatal Individualized Developmental Care and Assessment Programme" (NIDCAP – Programm zur individualisierten Entwicklungspflege und -beurteilung Neugeborener) ist ein von Als [5] vorgeschlagener Ansatz, der von den Pflegenden die einfühlsame Beobachtung einer jeden Verhaltensreaktion des Kindes auf jegliches Ereignis in dessen Umgebung fordert. Unter Verwendung des von Als [5] vorgeschlagenen synergistischen theoretischen Modells und systematischer NIDCAP-Beobachtung des kindlichen Verhaltens läßt sich ein individualisierter Pflegeplan erstellen und einsetzen. Beruhend auf den Verhaltensweisen, die das Kind zeigt, werden die unmittelbare Umgebung und der therapeutische Pflegeansatz an die speziellen Bedürfnisse des Kindes angepaßt. Ziele dieser Adaptationen sind es, die Abnahme von Streßverhalten zu fördern und Formen des selbstregulierenden Verhaltens zu verstärken [60]. Der Ansatz ist in hohem Maße individualisiert und dem speziellen Reifegrad eines jeden Kindes angepaßt [5] (Tab. 7-1, Abb. 7-1).

Tab. 7-1   Die Rolle der Pflege bei der Entwicklungsförderung

Ziele

1. Streßreduktion für das Frühgeborene
2. Verstärkung selbstregulierenden Verhaltens des Frühgeborenen.

Methode

Einschätzung (Assessment)	Beobachten Sie Verhaltenshinweise, die das einzelne Frühgeborene in bezug auf seine Umgebung gibt. Beurteilen Sie die Umgebung, und achten Sie auf Faktoren, die auf das Frühgeborene möglicherweise streßauslösend wirken könnten.
Planung (Planning)	Formulieren Sie in Zusammenarbeit mit den Eltern einen Entwicklungspflegeplan, der auf Empfehlungen aus der Forschung beruht und den individuellen Bedürfnissen des Kindes entspricht.
Durchführung (Implementation)	Integrieren Sie in Zusammenarbeit mit den Eltern und Vetretern der medizinischen Assistenzberufe Entwicklungspflegeinterventionen in die tägliche Pflege des Frühgeborenen.
Bewertung (Evaluation)	Bestimmen Sie Wirkung und Wirksamkeit der Interventionen unter Berücksichtigung der individuellen Bedürfnisse des Frühgeborenen, wie sie sich anhand der Verhaltensreaktionen auf dessen Umgebung zeigen.

7.1.2   Beteiligung der Eltern

Der NIDCAP-Ansatz befürwortet eine direkte Beteiligung der Eltern bei der Planung der Versorgung ihrer Kinder und deren Bedürfnissen [5, 18]. Pflegende können Eltern dabei helfen, den Grad an Stimulation, den ihr Kind verträgt sowie die Verhaltenshinweise zu erkennen, die zur Interaktion einladen oder mit denen versucht wird, Interaktion zu vermeiden [146, 167]. Culp und Mitarbeiter [34] zeigten, daß Eltern, denen man Gelegenheit gab, die Fähigkeit ihres Kindes, sich zu verhalten, während des „Assessment of Preterm Infant Behaviour" – dem NIDCAP-Instrument zur Einschätzung des kindlichen Verhaltens – zu beobachten, eine realistischere Wahrnehmung von ihrem Kind hatten. Väter waren weniger ängstlich, und Mütter schienen Versuche ih-

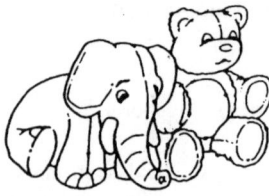

Entwicklungsförderplan für:

Meine Stärken sind:

Zeichen für eine Ruhepause:

Diese Dinge belasten mich:

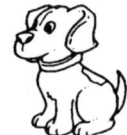

So kannst Du mir helfen:

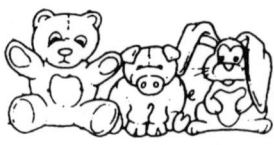

Abb. 7-1 Formblatt eines individualisierten Entwicklungsförder-plans

rer frühgeborenen Kinder, sich vor störenden Reizen zurückzu-ziehen, besser wahrzunehmen.

Es konnte gezeigt werden, daß die Ausweitung des Wissens, der Fertigkeiten und Erfahrungen von Eltern, denen man bei-bringt, kindliche Signale frühzeitig zu erkennen, zu verstärkter Anteilnahme an der Versorgung der Kinder führt, indem

- es die Wahrnehmung der Eltern für die Fähigkeiten ihres Kindes schärft [9, 35],

- Fertigkeiten der Eltern verbessert [5, 53, 167] und
- die kindliche Entwicklung stärkt [53, 167].

Eltern, die emotionale Unterstützung und Informationen erhalten und an der Pflege ihres Kindes beteiligt sind, kommen besser mit der Krise der Frühgeburt zurecht [35, 115]. Daher werden die Teilnahme der Eltern bei der Entscheidungsfindung und die praktische Erfahrung bei der Pflege ihres Kindes als unbedingt notwendig zur Vorbereitung ihrer Rolle als „Vollzeit-Eltern" empfohlen [35, 133, 115], und Wright Lott [166] sieht beides als den Schlüssel zu einer erfolgreichen Entwicklungsförderung.

7.2 Vorteile der entwicklungsfördernden Pflege

Ein individualisierter Entwicklungsansatz in der Pflege wird mittlerweile in weiten Kreisen auf der Grundlage von Studien befürwortet, die die positiven Auswirkungen vieler seiner Komponenten gezeigt haben [13, 115, 138, 161, 163, 166]. Es gibt jedoch nur wenige Studien, die die günstigen Auswirkungen eines solchen Programms als ganzes zeigen [14].

In einer ersten Studie stellte Als [5] fest, daß die Einschätzung der individuellen Fähigkeit des Kindes zum Umgang mit übermäßigen Reizen der bzw. dem Betreuenden Informationen bezüglich einer Veränderung der Umgebung und der Behandlungsstrategien eines jeden Kindes lieferte. Es ergaben sich deutlich bessere Ergebnisse, die sich in folgenden Punkten zeigten:

- weniger Tage unter assistierter Beatmung,
- kürzere Zeit bis zum Übergang von Sondenernährung auf Stillen oder Flaschenernährung,
- um 2 – 6 Wochen verkürzter Krankenhausaufenthalt,
- eine ausgeprägte Abnahme der Häufigkeit von Komplikationen und
- ein besseres Ergebnis der neurologischen Entwicklung während der ersten 18 Lebensmonate.

Die Ergebnisse von zwei jüngeren Studien, eine Muliticenterstudie von Als et al. (1993), zitiert bei Jorgensen [83], und eine Studie von Vandenberg et al. (1993), zitiert bei Jorgensen [83], haben die frühere Arbeit von Als und Mitarbeitern repliziert. In allen diesen Studien wurde jedes Kind von einer bzw. einem in NIDCAP geschulten Bezugspflegenden versorgt, die bzw. der auf der Grundlage von regelmäßiger, systematischer Verhaltensbeobachtung durch erfahrene Kliniker Pflegepläne entwickelte. Dieser Grad an Sachkenntnis ist jedoch auf den meisten Neugeborenenintensivstationen nicht vorhanden [13].

Die Ergebnisse der Forschungen von Becker et al. [6] erweitern diejenigen von Als [5], indem sie zeigen, daß die vorteilhaften Auswirkungen der entwicklungsfördernden Pflege mit den Ressourcen der meisten Neugeborenenintensivstationen zu erzielen sind. Die individualisierte entwicklungsfördernde Pflege wurde mittels eines Programms zur allgemeinen Schulung des Pflegepersonals implementiert und war von ständiger Unterstützung und Beratung durch den in Neonatologie spezialisierten Stationsarzt und den Beschäftigungstherapeuten begleitet, um festzustellen, ob sich deutliche Kurzzeitergebnisse einschließlich der medizinischen Parameter und der Wachstumsparameter während des Klinikaufenthaltes sowie der Verhaltensorganisation zum Zeitpunkt der Entlassung erreichen ließen.

Nach einem Schulungsprogramm über Verhalten und Entwicklung des Neugeborenen für Pflegende unter dem Personal, das den NIDCAP-Ansatz verwendete, wurden Richtlinien über Entwicklungspflegeverfahren in die Pflegestandards der Station aufgenommen. Die Richtlinien bezogen sich auf fünf Bereiche:

1. Senkung der Beleuchtungsstärken und der Geräuschpegel,

2. Verringerung des belastenden Charakters medizinischer und pflegerischer Maßnahmen durch physische Unterstützung, Förderung selbstregulierenden Verhaltens und Aus-Zeiten nach Phasen der Destabilisierung,

3. Förderung der Schlaf-Wach-Organisation durch zeitliche Bündelung der Pflege und Senken der Beleuchtungsstärke während des Schlafes,

4. Förderung der motorischen Entwicklung durch physisches Einschränken und Lagern in Beugehaltung,

5. Gelegenheit zu nichtnahrungsbezogenem Saugen während der Sondenernährung.

Im Vergleich zur Kontrollgruppe (n = 21) zeigten die Kinder der Interventionsgruppe (n = 24):

- einen besseren Atemstatus, gemessen an der Sauerstoffsättigung und der Anzahl der Kinder, die im Alter von 28 Tagen oder darüber zusätzlich Sauerstoff benötigten,
- um durchschnittlich 6 Tage kürzere Zeit bis zum Übergang von der Sondenernährung zur oralen Ernährung,
- niedrigere Morbiditätswerte auf der Neonatal Morbidity Scale, die die Inzidenz von 20 pathophysiologischen Zuständen mißt,
- um durchschnittlich 2 Wochen kürzere Krankenhausaufenthalte,
- eine bessere Verhaltensorganisation, bestimmt nach den Neonatal Behavioural Assessment Skalen.

Diese Ergebnisse legen nahe, daß der Entwicklungsansatz in der Pflege des Frühgeborenen die Möglichkeiten einer Verbesserung der Verhaltensorganisation und einer Abnahme der andauernden Morbidität dieser Kinder in sich birgt [13, 14].

Kontrollierte Studien über den Einfluß von Entwicklungsförderplänen wurden von Grunwald und Becker [70] sowie von Jorgensen [83] beschrieben, und darin wurde von zusätzlichen günstigen Ergebnissen berichtet. Dazu gehören:

- sinkende Inzidenz hypoxischer Episoden, intraventrikulärer Hämorrhagie, bronchopulmonärer Dysplasie und der Frühgeborenenretinopathie,
- eine Verringerung der Anzahl an Kindern, die langfristig physikalische Therapie und Beschäftigungstherapie benötigen,
- beschleunigte Gewichtszunahme und
- besserer Aufbau der Eltern-Kind-Beziehung.

Es ist wichtig, diese Ergebnisse im Licht der aktuellen ethischen und ökonomischen Diskussion auf den Titelseiten der Medien über das Festlegen von Alters- bzw. Gewichtsgrenzen oder Grenzen der Schwangerschaftsdauer in der Pflege Frühgeborener zu betrachten [45]. Zunehmend fragen Eltern, Ärzte und Manager des Nationalen Gesundheitsdienstes, wie weit man gehen sollte, um das Leben dieser winzigen Babys zu retten. In Großbritannien kostet allein die Neugeborenenpflege von Frühgeborenen unter 1360 g rund 70 Mio. Pfund oder 190 Mio. Mark jährlich. Mit den Kosten für die Sondererziehung behinderter Kinder kommen den Berechnungen des Amtes für Gesundheitsökonomie (Office of Health Economics) weitere 150 Mio. Pfund bzw. 408 Mio. Mark hinzu [45].

7.3   Zukünftige Forschung

Es bleibt noch viel Forschungsarbeit zu leisten. Instrumente zur Einschätzung der Entwicklung, die auch die Fähigkeiten Frühgeborener zu Verhaltensleistungen einschließen und das Ergebnis der Entwicklung vorhersagen, sind weiterhin unzuverlässig [43]. Die vorliegenden Untersuchungen unterstützen mit hinreichender Deutlichkeit reduzierte Beleuchtungsstärken und Lärmpegel im Bereich der Neugeborenenintensivstation und die Überlegung zyklischer Beleuchtungsperioden. Grenzwerte für die Sicherheit des Lichts auf einer Neugeborenenintensivstation wurden noch nicht festgelegt, und sowohl der Zeitpunkt als auch die Dauer von Phasen der Dunkelheit bezogen auf den 24-Stunden-Tag und die kindlichen Schlaf-Wach-Zyklen bedürfen noch weiterer Untersuchung. Visuelle Stimulation von Angesicht zu Angesicht scheint bis zur Durchführung weiterer Untersuchungen bei Kindern unter 40 Wochen ausreichend.

Der Bedarf nach einer Fortführung der Erforschung von Langzeiteffekten des Lärms auf Neugeborenenintensivstationen ergibt sich aus dem Mangel an aktueller und exakter Dokumentation auf diesem Gebiet [98]. Das Sprechen zu Kindern, die sich in einem anderen als dem Schlafzustand befinden, sollte gefördert werden, während geplante Interventionen wie Zusammenstellungen von Musik oder Gesang vom Tonband noch weitere Untersuchung erfordern.

Es gibt in der Forschung eine ausreichende Grundlage dafür, Handling und Pflege zu unterstützen, die den Zustand des Kindes berücksichtigt und darauf abzielt, den Schlaf so wenig wie möglich zu stören. Das Lagern der Kinder in Stellungen, die ein Gleichgewicht zwischen Beugung und Streckung fördern sowie die Bauchlage wann immer möglich sind ähnlich gut dokumentiert. Bezüglich der Auswirkungen von Praktiken der Lagerungsbehandlung, z. B. eines speziellen Abstützens der Hüfte, auf die langfristige Entwicklung ist jedoch weitere Forschungsarbeit ratsam [46]. Interventionen wie das Fördern nichtnahrungsbezogenen Saugens und die Einschränkung der Bewegungsfreiheit beim Füttern und Handling bilden weithin empfohlene Maßnahmen zum Abbau von Streßreaktionen bei Frühgeborenen [115]. Allerdings empfehlen Mantovani und Powers [104] sowie Oehler [115] dringend, jedes Reizinterventionsprogramm vorsichtig anzugehen, bis dessen relativer Nutzen und mögliche negative Auswirkungen der verschiedenen Interventionen bekannt sind.

In dem Maße, wie Pflegende diese Techniken in die Praxis integrieren, müssen Pflegeforscher und Kliniker neue Studien konzipieren, um die Wirksamkeit spezifischer Interventionen zu testen und die zur Förderung der Entwicklung des Frühgeborenen wirksamsten Interventionen zu bestimmen [43, 90]. In der Neonatologie tätige Ärzte sind herausgefordert, den Wert der entwicklungsfördernden Interventionen auf der Neugeborenenintensivstation auch in Zukunft zu beweisen, indem sie an laufenden Untersuchungen des Risiko-Nutzen- und des Kosten-Nutzen-Verhältnisses sowie an Untersuchungen der Wirksamkeit teilnehmen [43].

7.4 Die Rolle der Pflegenden in der Neonatologie

Bewertung bzw. Einschätzung und Intervention in den Bereichen Entwicklung und Verhalten sind Konzepte, die sich in idealer Weise für die Pflege im Zusammenhang mit einem holistischen Pflegemodell eignen [145]. Angesichts Pflegender auf Neugeborenenintensivstationen, die über 85 % der Pflege schwerkranken Kindern zuteil werden lassen [123] und mit ihren winzigen Patienten in innigem Kontakt stehen, gibt es ein weites Feld der Möglichkeiten für Pflegeinterventionen in Form der entwicklungsfördernden Pflege, um das langfristige Entwicklungs- und Behandlungsergebnis dieser verletzlichen Frühgeborenen zu optimieren.

Pflegende in der Neonatologie sind der Schlüssel zur Einführung einer entwicklungszentrierten Pflege für Frühgeborene. Indem sie sich über die aktuellen Forschungsergebnisse auf dem Gebiet der Entwicklung informiert halten, Techniken zur Minimierung schädigender Stimuli einsetzen und für geeignete Stimuli sorgen, können Pflegende in der Neonatologie einen positiven Einfluß auf das Ergebnis für das Frühgeborene nehmen. Den bedeutendsten Einfluß auf das Entwicklungsergebnis des Kindes haben die Unterstützung und Schulung der Eltern eines jeden Kindes. Die nach kritischer Analyse der gängigen Literatur vorgeschlagenen Empfehlungen wurden in einem Entwicklungsförderplan für Frühgeborene formuliert (Anhang B).

Die dargelegten Richtlinien bilden eine Grundlage an Quellen, die Pflegende in der Neonatologie dabei unterstützen, in Zusammenarbeit mit der Familie und Vertretern medizinischer Assistenzberufe kreativ individualisierte Pflegepläne für Frühgeborene zu entwickeln. Diese Interventionen haben, wenn sie richtig implementiert werden, das Potential, die Frühentwicklung des Kindes und dessen späteres Leben in der Gesellschaft zu fördern und zu verbessern.

Anhang A

Beziehung zwischen fetaler Hirnentwicklung, Verhaltensorganisation und Umfeld

Die Entwicklung des Kindes ist abhängig von der dynamischen Beziehung zwischen Begabung und Umfeld. Entwicklung ist von der Empfängnis bis zur Reife ein kontinuierlicher Prozeß, und so bedeutet die Entwicklung des Säuglings den Beginn der Entwicklung kindlicher und schließlich erwachsener Kompetenz in dieser Welt. Die Beziehung zwischen Begabung und Umfeld wird verstärkt durch die in Tabelle A-1 genannten Entwicklungsprinzipien.

Entwicklung des fetalen Gehirns

Frühgeborene kommen bis zu 16 Wochen vor dem normalen Geburtstermin zur Welt, und ihre Entwicklung ist aufgrund der Verletzlichkeit des sich entwickelnden Zentralnervensystems eine wichtige Angelegenheit [115]. Die entwicklungsbedingten Veränderungen des Gehirns zwischen der 24. und 40. Schwangerschaftswoche sind beträchtlich und entsprechen der aktivsten Phase organisatorischer Abläufe [18]. Während dieser Phase

- sollte sich der Umfang des fetalen Gehirns vervierfachen;
- sollten die Bereiche des Kortex zunehmen bis zu dem Punkt, an dem sie zahlreiche Gyri und Sulci bilden;
- gehen das Auswandern und die Organisation von Neuronen und das Auftreten synaptischer Verbindungen einher mit stark erhöhter kortikaler Aktivität und Zustandskontrolle,
- und der Fet wechselt zwischen differenziertem Schlaf und Wachsein [8, 18].

Tab. A-1   Prinzipien der Entwicklung (Quelle: Merenstein und
Gardner [107], mit freundlicher Genehmigung)

- Entwicklung ist von der Empfängnis bis zur Reife ein kontinuierlicher
  Prozeß. Das heißt: Entwicklung findet auch im Uterus statt!
- Wachstum und Entwicklung werden beeinflußt von genetischer Veran-
  lagung und Erfahrungen im Umfeld.
- Entwicklung folgt einem geordneten Ablauf, der im wesentlichen von
  Bereitschaft und Reife bestimmt wird.
- Der Ablauf der Entwicklung ist bei allen Kindern gleich; das Tempo
  der Entwicklung ist individuell.
- Die Entwicklung verläuft zephalokaudal, d. h. vom Kopf zu den Fü-
  ßen, und von zentral nach peripher.
- Die ersten 5 Lebensjahre sind von raschem Wachstum aller Körpersy-
  steme gekennzeichnet. Während dieser Zeit werden Verhaltensmuster
  entwickelt und in hohem Maße vom Umfeld beeinflußt.
- Die Stimulation aus dem Umfeld sorgt für die konzeptionelle Entwicklung und beeinflußt den Intelligenzgrad.
- Lernen tritt auf, wenn Verhaltensänderung nicht nur durch Reifung
  verursacht ist; Lernen wir durch Verstärken des Verhaltens gefördert.
- Die Entwicklung des Kindes geschieht im Rahmen der Interaktion mit
  einer fürsorgenden Person und innerhalb der Familie.

Die abschließende Formung des Gehirns findet nach der Geburt
statt und wird von Stimuli, Informationen und Anforderungen
gesteuert, die ihren Ursprung in einem besonderen Umfeld haben
und für dieses spezifisch sind [5, 18]. Das Frühgeborene steht daher vor der Aufgabe, eine Homöostase zu erreichen bei gleich-
zeitigem Vorliegen einer großen Vielfalt reizverarbeitender Systeme, die für eine Stimulation möglicherweise noch nicht bereit
sind [77]. Zusätzlich sind Frühgeborene besonders empfindlich
für die intraventikuläre Hämorrhagie in Verbindung mit der Zart-
heit des Kapillarbettes und der Empfindlichkeit der vaskulären
Autoregulation, die bei Feten in diesem Alter Teil der normalen
Hirnentwicklung ist [5, 41, 85]. Darüber hinaus steht die intraventrikuläre Hämorrhagie in Zusammenhang mit hypoxischen
Ereignissen wie Asphyxie, Apnoe und der Hyalin-Membran-
krankheit, die zu erhöter zerebraler Durchblutung, gestörter vas-
kulärer Autoregulation und erhöhtem Venendruck führen – alles

Faktoren, die viele der von Neugeborenen durchlebten Ereignisse begleiten [5].

Einflüsse des Umfeldes

Da eine Beeinträchtigung der Entwicklung auch bei Kindern vorliegt, denen die schwerwiegenderen Schäden der Hämorrhagie oder hypoxämisch-anoxischer Ereignisse erspart bleiben [9], besteht in der Literatur [5, 8, 13, 115] Übereinstimmung dahingehend, daß die Umgebung die Entwicklung des Frühgeborenen über mehrere Sinne beeinflußt: visuell, akustisch, über die Haut, taktil, somathästhetisch, kinästhetisch, olfaktorisch und gustatorisch [5].

Direkte oder indirekte Hirnschäden sind Folge eines Mißverhältnisses zwischen der extrauterinen Umgebung und der Kapazität des auf ein Leben im Uterus eingerichteten zentralen Nervensystems des Frühgeborenen, sich an die extrauterine Umgebung anzupassen [5, 18].

Die Neugeborenenintensivstation unterscheidet sich deutlich von der auf die Stadien der Reifung des zentralen Nervensystems ausgelegten intrauterinen Umgebung. Letztere ist warm und dunkel, mit rhythmischen Hintergrundgeräuschen und betont die physische Einschränkung mit vestibulärer Stimulation durch die Bewegungen der Mutter. Im Gegensatz dazu ist die Neugeborenenintensivstation häufig hell, laut, eindringlich, oft schmerzhaft und unerbittlich. Ruhe- und Schlafzyklen werden unabsichtlich, aber wiederholt unterbrochen [8, 54, 89].

Zusätzlich werden Frühgeborene im Uterus selten groß genug, um die „physiologische Flexion" zu entwickeln und die „fetale Haltung" einzunehmen, die als essentiell für die Entwicklung normaler Körperbewegungen und -kontrolle gelten [52]. Da es durch den inadäquaten Muskeltonus nicht in der Lage ist, die Auswirkung der Schwerkraft auf das Skelett zu neutralisieren, besteht für Frühgeborene das Risiko, Streckhaltungen zu entwickeln, die zur Verzögerungen der Entwicklung einer normalen Motorik (Bly, 1981, zitiert bei Fay [52]) sowie zu Haltungsschäden und Skelettdeformitäten [168] führen können.

Forscher [18, 68, 77, 107] schlagen nun vor, daß Kinder in der Neugeborenenintensivstation anstelle von zuviel oder zuwenig Stimulation nichtstandardisierte Stimulationsmuster erhalten. Demgemäß sollten Stimuli so eng wie möglich an den Bedürfnissen und dem aktuellen Stand der Fähigkeit zur sensorischen Integration des Frühgeborenen ausgerichtet sein und überwacht werden [5, 18, 77, 146, 153, 167].

Verhaltensentwicklung

Mit seinem „Synergistischen Modell neonataler Verhaltensorganisation" hat Als [5] einen wichtigen Einfluß auf die Vertiefung des gegenwärtigen Wissens über die Entwicklung des Verhaltens Neugeborener genommen [167]. Diese Theorie beschreibt die schrittweise Entwicklung der Subsysteme im inneren des kindlichen Organismus:

- des autonomen Nervensystems, das die Grundfunktionen des Organismus sicherstellt,

- des motorischen Systems mit seiner erkennbaren Beugehaltung und den Bewegungen des Rumpfes und der Gliedmaßen,

- des Systems der Statusorganisation mit seinen unterschiedlichen Stadien der Bewußtheit,

- und des Systems der Interaktion und Aufmerksamkeit mit seinem differenzierten Wachzustand und der Fähigkeit zu komplexer affektiver und kognitiver Rezeption und Aktivität.

Ein fünftes Subsystem, das autoregulatorische System, findet sich innerhalb eines jeden der genannten vier Subsysteme (s. Tab. A-2). Diese Subsysteme unterstützen und beeinflussen sich in einem ihrer Entwicklung angemessenen Umfeld gegenseitig – daher der Begriff „synergistisch". Die zugrundliegende theoretische Formulierung der Synergistischen Theorie beruht auf einem biphasischen Gleichgewicht zwischen der Annäherung an eine passende Stimulation und der Abwehr gegen oder das Vermeiden von unpassender Stimulation [5]. Kinder zeigen Streß oder nähern sich Verhaltensweisen in jedem der Subsysteme (Tab. A-3 bis A-5).

Diese Verhaltensweisen bilden die Methode, mittels derer Babys mit Pflegenden kommunizieren, um diesen ihre Bedürfnisse, deren Ausmaß und Zeitpunkt zu vermitteln (dargestellt in Tab. A-6), und zeigen den Weg, auf dem das Gehirn und sein Funktionieren außerhalb des Uterus begutachtet werden kann [18]. Aufmerksamkeit gegenüber den individuellen Verhaltenshinweisen des Frühgeborenen, die adäquate Veränderungen in ihrer Umgebung und ihrer Pflege zur Folge hat, führt zu einer Abnahme von Streßverhalten, einer Zunahme spezifischer autoregulatorischer Verhaltensweisen und zu einem besseren Entwicklungsergebnis dieser Kinder [5, 6, 13, 70].

Tab. A-2 Subsysteme kindlichen Verhaltens (Quelle: Barb und Lemons [9, S. 11], mit freundlicher Genehmigung modifiziert nach Als [5])

Subsystem	Verhalten
Autonomes System (physiologisches Funktionieren)	Atmung, Herzschlag, Veränderungen der Hautfarbe, viszerale Zeichen (Darmbewegungen, Würgen, Schluckauf)
Motorisches System	Haltung, Muskeltonus, Bewegung
Zustandsorganisation	Spannbreite der Zustände, Wechsel zwischen Zuständen, Ausgeprägtheit eines Zustandes
Aufmerksamkeit oder Interaktion (im Wachzustand beurteilt)	Fähigkeit, aufmerksam zu werden sowie Stimuli aus der Umgebung zu verarbeiten und darauf zu reagieren
Regulatorisches System	Fähigkeit zur Integration aller Subsysteme und zur Rückkehr in den Zustand des Gleichgewichts und der Entspannung

Tab. A-3 **Streß und Streßabwehr** (Quelle: Als [5, S. 21], mit freundlicher Genehmigung)

Streßsignal	Verhalten
Autonom und viszeral	Krämpfe, Würgen, Spucken, Schluckauf, Nach-Luft-Schnappen, Husten, Niesen, Gähnen, Seufzen, Zittern, Aufschrecken, Anstrengung wie beim Stuhlgang, Atempausen, unregelmäßige Atmung, Einhalten des Atems, Veränderungen der Hautfarbe nach gefleckt, wabenartig, zyanotisch oder grau
Motorisch	Motorische Schlaffheit oder „Sich-Ausschleichen": Schlaffheit des Rumpfes, der Extremitäten oder des Gesichts (starres Gesicht) Erhöhter Muskeltonus: 1) mit Überstrecken der Beine (sitting on air, Anspannen der Beine), der Arme (airplaning, saluting) oder des Rumpfes (Opisthotonus), Fingerspreizen, Grimassieren, Zunge-Herausstrecken, schützenden Armpositionen (high guard arm positions) 2) mit übermäßiger Beugung des Rumpfes und der Extremitäten (Zusammenrollen, Faust machen) Frenetische, diffuse Aktivität; Sich-Winden, häufiges Zucken
Statusbezogen	Diffuse Schlaf- oder Wachzustände mit wimmernden Tönen, Gesichtszuckungen und plötzliches, krampfartig auftretendes Lächeln; schwimmender, umherschweifender Blick; angestrengtes, unruhiges Hin- und Herbewegen oder Weinen, stummes Weinen; Starren; häufiges aktives Abwenden; panikartige oder besorgte Wachheit; übermäßige Wachheit; angestrengte Wachheit mit glasigem Blick; schläfrige Wachheit mit gesenkten Lidern; rasche Zustandswechsel; häufiges Aufschaukeln zur Vigilanz; Reizbarkeit und prolongierte diffuse Vigilanz; wilde Aufregung und Untröstbarkeit; Schlaflosigkeit und Unruhe

Tab. A-4 **Selbstregulatorisches und Annäherungsverhalten** (Quelle: Als [5, S. 22], mit freundlicher Genehmigung)

Autonome Stabilität	• Glatte Atmung • Rosa, gleichbleibende Hautfarbe • Stabiler Zustand der inneren Organe
Motorische Stabilität	• Weiche, gut modulierte Haltung • Gut regulierter Tonus • Synchrone, glatte Bewegungen mit effizienten motorischen Strategien (Hände-Umklammern, Finger-Ineinanderlegen, Bewegungen der Hände zum Mund, Greifen, Suchen nach einer Möglichkeit zum Saugen und Saugen, Händehalten und -wegstecken
Stabilität des Status und Steuerung der Aufmerksamkeit	• Klare, beständige Schlafzustände • Rhythmisches, kräftiges Schreien • Effektive Selbstberuhigung • Zuverlässige Tröstbarkeit • Ausgeprägte, absichtsvolle fokussierte, kläräugige Wachheit und/oder lebendiger Gesichtsausdruck (Stirnrunzeln, Ansätze eines Lächelns, Runden des Mundes, wie um „Oh" zu sagen, gurren, aufmerksames Lächeln)

Tab. A-5 Fünf Subsysteme im Inneren des Neugeborenenorganismus (Quelle: modifiziert nach Gardner Cole [60, S. 18], mit freundlicher Genehmigung)

1. Autonom	2. Motorisch	3. Zustand
• Hautfarbe	• Tonus	• Schläfrig oder dösig
• Zittern/Aufschrecken	• Bewegung	• Wach oder aufmerk-
• Viszeral	• Aktivität	sam
• Herzfrequenz	• Haltung	• Aufgeregt oder wei-
• Atemfrequenz		nend

4. Aufmerksamkeit, Interaktion	5. Selbstregulatorisch
• Verfügbarkeit	• Autonom oder physiologisch
• Wachheit	• Haltungsbezogen
• Belastbarkeit der Interaktion	• Wechsel des Zustands

Gute Hautfarbe (1)   Herzschlag
und Atmung
regelmäßig (1)   Entspannte Haltung (2)

Bei stabilem Zustand des Kindes arbeiten diese Subsysteme zusammen und stützen und verstärken sich gegenseitig.

Rege und aktiv (4)

Hände und Mund (5)   Wach und rege

Gespreizte Finger (2)   Erhöhte Aktivität mit Strecktonus (2)

Bei instabilem Zustand des Kindes (Krankheit oder Frühgeburt) stören Ungleichgewicht bzw. Fehlorganisation in einem Subsystem das Gleichgewicht in den übrigen Subsystemen.

Air sitting

Herzschlag und Atmung ↑↓ (1)   Schlechte Hautfarbe (1)   Zustand verschlechtert (1)

Tab. A-6 **Verhaltensreaktionen Frühgeborener auf ihre Umgebung**
(Quelle: Barb und Lemons [9], mit freundlicher Genehmigung)

Hinweis	Verhalten
Lösen des Kontaktes (desengagement; das Kind ist überreizt und bedarf einer Beendigung des Kontaktes.)	Zunge-Herausstrecken; herabsinkende Wangen; geballte Fäuste; zusammengezogene Brauen; Schluckauf; Blick-Abwenden; gespreizte, ausgestreckte Finger; Gähnen; häufige Versuche der Grenzziehung; Durchbiegen des Rumpfes oder der Extremitäten; hochgradige Wachheit mit ängstlichem Gesichtsausdruck; air sitting (untere Extremitäten grade und ohne Unterstützung ausgestreckt)
Leichte Kontaktaufnahme (Das Kind ist in der Lage, eine Interaktion zu beginnen und fortzusetzen.)	Zuwenden der Aufmerksamkeit, Einnehmen der Fütterungshaltung (Hände zu Fäusten geballt, Unterarme gebeugt, Kopf angehoben, Augen nach oben auf die/den Pflegende/n gerichtet)
Kraftvolle Kontaktaufnahme	Aufrechterhaltener Blickkontakt, Blick direkt ins Gesicht der/des Pflegenden

Anhang B

Entwicklungsförderplan für Frühgeborene

Empfehlungen zur Überwachung der Umgebungsbeleuchtung in der Neugeborenenintensivstation

1. Sorgen Sie für eine Beleuchtung von 646 lux zur ausreichenden Sicht auf die Kinder [7].
2. Verwenden Sie stufenlose Regler an Lichtschaltern, um die Raumbeleuchtung Tag und Nacht zu senken [63].
   a) Reduzieren Sie die Lichtintensität bei Nacht, um die Entwicklung von zirkadianen Rhythmen zu fördern [17].
   b) Passen Sie die Lichtintensität während des Tages an, um den Übergang von einem Zustand zum anderen und Wach- und Schlafphasen zu unterstützen, nachdem Sie sich ein Bild vom Verhalten des Kindes gemacht haben [17].
3. Schalten Sie nicht benötigtes Licht aus [98].
4. Verwenden Sie, falls nötig, individuelle Punktstrahler für Pflegemaßnahmen oder zur näheren Betrachtung, wobei für Maßnahmen 1076 lux empfohlen werden [7].
5. Vermeiden Sie ein Abdecken der Augen des Kindes über das zur Phototherapie notwendige Maß hinaus [62].
6. Verwenden Sie Vorhänge oder Jalousien zur Abschirmung vor direktem Sonnenlicht [98].
7. Verwenden Sie Paravents zum Schutz von Kindern in Inkubatoren gegen Phototherapie bei Kindern in unmittelbarer Umgebung [98].
8. Verwenden Sie stufenlose Regler zur allmählichen Erhöhung der Lichtintensität nach einem Nachtzyklus oder nach Maßnahmen wie EKG oder Ultraschalluntersuchung, die nahezu vollständige Dunkelheit erfordern, um möglichen

Streß für das Kind durch abrupten Wechsel der Umgebungsbeleuchtung zu vermeiden [17].

9. *Für Frühgeborene in stabilem Zustand:* Verwenden Sie Tücher zum teilweisen Abdecken des Inkubators, des Bettchens oder des Kopftunnels und stellen Sie dabei gleichzeitig die Sicht für die Farbe der Finger, der Zehen und des
Stammes, für die Lagerung und die Sicht auf am Baby befe-
stigtes Gerät sicher. Die bzw. der Pflegende sollte ihre/seine
klinische Einschätzung des kindlichen Zustandes und der Situation nutzen, um festzustellen, ob zu einem bestimmten
Zeitpunkt eine Intervention vorgenommen werden sollte
[167].

10. Entfernen Sie die Tücher beim Besuch der Eltern des Kindes
[98].

11. *Für akutkranke Frühgeborene:* Sorgen Sie für ungehinderte
Sicht auf das schwerkranke Kind, wobei die Lichtintensität
Tag und Nacht herabgesetzt ist [145].

Empfehlungen zur Überwachung des Umgebungs-
lärms in der Neugeborenenintensivstation

1. Führen Sie Gespräche oder Stationsrunden möglichst vom
Inkubator entfernt oder außerhalb des Pflegebereiches
durch. Senken Sie die Stimme am Bettchen zu einem Flü-
stern [141].

2. Gestatten Sie in der Neugeborenenintensivstation weder Radios noch Funksprechgeräte [98].

3. Stellen Sie alle Telefonate in das vom Pflegebereich ge-
trennte Stationszimmer durch [141].

4. Entfernen Sie tätigkeitsfremde Geräte, z. B. Drucker und
Zentrifugen, aus dem unmittelbaren Pflegebereich [93].

5. Reduzieren Sie den Umgang mit Großgeräten im Pflegebereich auf ein Minimum [141].

6. Berücksichtigen Sie bei der Beschaffung von Geräten die
Betriebsgeräusche [93].

7. Öffnen und schließen Sie Inkubatorklappen, Türen, Schubladen und Mülleimerdeckel vorsichtig [167].

8. Reagieren Sie rasch auf Alarmsignale oder schreiende Kinder [141].

9. Stellen Sie Alarmsignale an Monitoren so leise ein, wie es die Praxis erlaubt [93].

10. Verwenden Sie Tücher zur teilweisen Abdeckung des Inkubators, die bei Kindern in stabilem Zustand als Dämmschicht zur Verringerung des Umgebungslärms dienen [145].

11. Sorgen Sie für häufiges Ablassen des Wassers aus Beatmungsschläuchen [161].

12. Finden Sie alternative Methoden zur Stimulation eines gestreßten Kindes, d. h. klopfen Sie nicht gegen den Inkubator [93].

13. Verwenden Sie „Bitte Ruhe!"-Schilder, um das Bewußtsein des Personals und der Eltern für die Notwendigkeit einer Kontrolle des Umgebungslärms zu schärfen [153].

14. Führen Sie eine Interventionsphase allgemeiner Lärmreduktion in der Neugeborenenintensivstation ein [141].

15. Kontrollieren Sie in Abständen die Lärmpegel im Inneren der Inkubatoren auf Station, um sicherzugehen, daß der in den britischen Sicherheitsnormen festgelegte Grenzwert von 60 dB nicht überschritten wird [80].

Empfehlungen für Handling und Berührung während der Pflegemaßnahmen sowie zur sozialen Interaktion in der Neugeborenenintensivstation

1. Erkennen Sie individuelle Anzeichen und Verhaltensweisen von Streß, und nutzen Sie diese bei der Planung der Pflege des Kindes entsprechend den individuellen Toleranzgrenzen [32].

2. Führen Sie Pflege verstärkt in „Berührungszeiten" durch: Koordinieren Sie Interaktionen und Tätigkeiten mit mehreren Beteiligten unter Berücksichtigung der Toleranzgrenzen des Kindes, um Phasen des Handlings so kurz wie möglich zu halten und für Zeiten ununterbrochener Ruhe zu sorgen [83].

3. Prüfen Sie, ob die Maßnahme notwendig ist oder das Risiko von Veränderungen der Sauerstoffversorgung und von Schlaf-Wach-Zuständen rechtfertigt [139].

4. Begrenzen Sie das Handling auf wesentliche Maßnahmen, vor allem bei schwerkranken Kindern, die in erheblichem Maße Unterstützung benötigen [161].

5. Stellen Sie sicher, daß keine Maßnahme länger als 15 min dauert, ohne daß das Kind Gelegenheit zu einer Ruhepause erhält [89].

6. Beurteilen Sie die Fähigkeit des Kindes, die jeweilige Maßnahme auszuhalten, bevor Sie damit beginnen [123].

7. Unterbrechen Sie die Maßnahme, falls das Kind oder ein Monitor eine Streßreaktion anzeigen, um eine Erholung zu ermöglichen und schwere oder wiederholte Phasen der Hypoxämie zu verhindern [32].

8. Bleiben Sie nach Abschluß einer jeden Maßnahme noch 2 – 5 min am Bettchen des Kindes [123].

9. Geben Sie Kindern mit begrenzten Energiereserven zwischen den Pflegemaßnahmen mehr Zeit zur Erholung, oder dehnen Sie die Maßnahmen über einen größeren Zeitraum aus [32].

10. Stellen Sie sicher, daß alle zur Pflege des Kindes erforderlichen Materialien und Gegenstände bereitstehen, bevor das Kind gestört wird [90].

11. Koordinieren Sie die Abnahme von Blutproben für Laboruntersuchungen und die Blutzuckerbestimmung mit der Blutgasanalyse aus dem Nabelvenenkatheter oder aus anderen Venenkathetern, um die Anzahl der Lanzettenstiche in die Ferse so niedrig wie möglich zu halten [161].

12. Stellen Sie sicher, daß invasive Maßnahmen, z. B. das Einlegen eines Venenkatheters, Lumbalpunktionen u. a., durch den erfahrensten Mitarbeiter in kürzester Zeit durchgeführt werden. Bleibt ein zweiter Versuch erfolglos, gestatten Sie dem Kind eine Erholungspause, bevor ein neuer Versuch gestartet wird [139].

13. Verwenden Sie elektronische Geräte zur kontinuierlichen Darstellung und Routinemessung physiologischer Parameter: Atem- und Herzfrequenz, Blutdruck und Körpertemperatur. Prüfen Sie die Parameter durch Auskultation und von Hand einmal pro Schicht, um das Handling so gering wie möglich zu halten [89].

14. Sorgen Sie für bedarfsgerechtes Absaugen, entsprechend der Beurteilung der Atemgeräusche. Tun Sie dies niemals als Routinemaßnahme [89].

15. Nehmen Sie den Windelwechsel in Bauch- oder Seitenlage vor, um die erforderliche Neulagerung so gering wie möglich zu halten [90].

16. Planen Sie Pflegemaßnahmen möglichst so, daß sie mit den Zeiten zusammenfallen, in denen das Kind wach und aufmerksamer ist [161].

17. Ist eine Störung im Schlaf notwendig, nutzen Sie Wecktechniken, z. B. sanfte Stimme, um das Kind vor der Pflegemaßnahme sanft zu wecken und ein erschrecktes Hochfahren zu verhindern [161].

18. Setzen Sie bei Maßnahmen und Interventionen spezielle Strategien zur Unterstützung ein, um ein selbstregulierendes Verhalten zu fördern, das Kind zu beruhigen, Aufregung zu mildern und die Hypoxie so niedrig wie möglich zu halten:

    a) Halten Sie die Gliedmaßen des Kindes mit den Händen oder durch Wickeln in gebeugter Stellung.

    b) Verwenden Sie den Finger, Stoff oder den Schnullergriff, um dem Kind Gelegenheit zum Greifen zu geben.

    c) Sorgen Sie für Ruhephasen, sobald das Kind Anzeichen von Streß zeigt.

    d) Erhalten Sie nach einer unangenehmen Maßnahme die Unterstützung aufrecht, bis sich das Kind wieder beruhigt hat.

    e) Bieten Sie einen Schnuller an, und halten Sie ihn in Position [70].

19. Dokumentieren und geben Sie Techniken weiter, die als Teil des individuellen Pflegeplans bei der Pflege des Kindes wirkungsvoll sind [89].

20. Etablieren Sie auf der Grundlage der kindlichen Reaktion auf Reize und die Dauer von Pflegemaßnahmen eine individuelle Pflege [32].

21. Legen Sie spezielle Ruhephasen („Hände weg!") fest, während derer alle Maßnahmen, ausgenommen in Notfällen, ausgesetzt werden, um den Kindern eine Phase ungestörter Ruhe und unbeeinträchtigten Schlafes zu sichern [89]. Stellen Sie sicher, daß dieser Plan den Mitgliedern des Teams

aus den verschiedenen Fachbereichen bewußt ist und von ihnen akzeptiert wird.

22. Verwenden Sie Schilder am Bettchen, um dem Personal, den Eltern und Besuchern die Vorgehensweise der minimalen Beeinträchtigung (Minimal handling) und das Ruhebedürfnis des Frühgeborenen verstärkt bewußt zu machen.

23. Ermuntern Sie die Eltern in Übereinstimmung mit Zeiten der Berührung zur Teilnahme an Pflegemaßnahmen, bei denen es zu Berührungen kommt. Achten Sie dabei genau auf Zeichen der Empfindlichkeit in Phasen der Stimulation [89].

24. Schulen sie die Eltern, und leiten Sie sie an, um ihnen ein besseres Verständnis für Streßreaktionen zu vermitteln und ihnen zu ermöglichen, auf eine Weise zu intervenieren, welche die Energie und die strukturelle und persönliche Integrität ihres Kindes erhält [89].

25. Führen Sie Massage und Streichelstimulationen vorsichtig, entsprechend den Verhaltenshinweisen und Toleranzgrenzen des Kindes ein. Unterstützen Sie das Halten, Berühren und Wiegen durch die Eltern als erste taktile oder kinästhetische Stimuli, die das Kind empfängt [115].

26. Sorgen Sie dafür, daß soziale Interaktionen nur in Phasen begonnen werden, in denen das Kind spontan ruhig und wach und gegen Streß am widerstandsfähigsten ist [148].

Empfehlungen zur Lagerungsbehandlung in Neugeborenenintensivstationen

Ziele der Lagerungsbehandlung

- Stimulierung der aktiven Beugung von Stamm und Extremitäten,
- Ausbildung eines runderen Kopfes und aktives Wenden des Kopfes,
- Fördern der Ausgewogenheit von Streckung und Beugung,
- Ermöglichen von symmetrischeren Haltungen,
- Verstärken der Orientierung zur Mittellinie hin, die zur Kontrolle der Augen, Hände und des Mundes beiträgt [152].

Interventionen

1. Wählen sie möglichst immer die Bauch- oder Seitenlage. Wählen Sie die Rückenlage nur, wenn die Bauch- oder Seitenlage nicht möglich ist [161].

2. Beachten Sie beim Lagern des Kindes auf den Bauch folgendes:

   a) Halten Sie den Kopf in Neutralstellung oder mit dem Kinn leicht auf die Brust geneigt, um ein Überstrecken des Nackens zu vermeiden.

   b) Vermeiden Sie die vollständige Abduktion der Hüfte (Froschhaltung). Verwenden Sie weiche Rollen unter den Hüften zur Stützung des Beckens.

   c) Ermöglichen sie, daß sich die Hände ganz nahe am Gesicht befinden [70].

3. Bei Seitenlagerung des Kindes:

   a) Sorgen Sie für Abstützung, so daß der Rücken leicht gerundet ist.

   b) Fördern Sie die Hüft- und Kniebeugung.

   c) Halten Sie den Kopf auf der Mittellinie.

   d) Halten Sie die obenliegende Schulter in Neutralstellung (nicht retrahiert) [70].

4. Wenn das Kind auf dem Rücken gelagert werden muß:

   a) Halten Sie den Kopf auf oder so nahe wie möglich an der Mittellinie.

   b) Fördern Sie die Hüft- und Kniebeugung.

   c) Sorgen Sie für eine Stütze zur Kräftigung der Füße.

   d) Sorgen Sie für eine Abstützung hinter den Schultern, um diese leicht nach vorn zu halten [70].

5. Nutzen Sie Hilfen wie Nester, Decken- und Windelrollen sowie Schaffelle für eine optimale Lagerung [150].

6. Stellen Sie sicher, daß das Kind in regelmäßigen Abständen umgelagert wird, z. B. alle 4, 6 oder 8 Stunden, abhängig von seinem Zustand [70]. Dokumentieren Sie die Lagerung im Pflegeplan, z. B. Rückenlage mit Kopf nach rechts, links oder zur Mittellinie (R→R, R→L, R→M); Bauchlage mit Kopf nach rechts oder links (B→R, B→L) bzw. Seitenlage rechts oder links(S→R, S→L).

7. Erleichtern Sie beim Herausheben aus dem Inkubator oder bei erneuter Lagerung die Beugung und das Halten der Ex-

tremitäten durch Bauch- oder Seitenlagen oder durch Wikkeln [161].

8. Halten Sie Matratzen in einem Winkel von 30°, um die Herz-Kreislauf-, Atmungs- und Magen-Darm-Funktionen zu fördern [121].

9. Verstärken Sie erfolgreiches Fütterungsverhalten durch halb zurückgeneigte, halb gebeugte Haltung mit Ausrichtung zur Mittellinie. Das Saugen ist Teil des gesamten Beugeverhaltens und kann verstärkt werden, indem man dem Baby etwas zum Greifen gibt [154].

10. Vermeiden Sie unnötige Manipulationen und Lagewechsel bei physiologisch instabilen Kindern [161].

Glossar

Dezibel [dB]: dimensionslose Größe zur Definition einer Dämpfung oder Verstärkung um den 10^{-1}fachen Wert des Bel. Das Dezibel dient zur Angabe eines Pegels; 1 dB ist der Intensitätsunterschied, den das menschliche Ohr eben noch wahrnimmt [108].

Frühgeborenes: Von der Weltgesundheitsorganisation definiert als vor der vollendeten 37. Schwangerschaftswoche ($<$ 259 Tage) geborenes Kind [149].

Kinästhesie: der Bewegungs- und Lagesinn; die Fähigkeit zur Empfindung der Richtung und Geschwindigkeit der Bewegungen der Gliedmaßen gegeneinander (im wörtlichen Sinne auch der Körper- und Gelenkstellung und der Muskel- und Kraftleistung) als koordinierte Sinnesleistung verschiedener Typen von Rezeptoren der Tiefensensibilität; Adjektiv: kinästhetisch.

Lumen [lm]: SI-Einheit des Lichtstroms.

Lux [lx]: SI-Einheit der Beleuchtungsstärke; 1 lx ist die Beleuchtungsstärke einer Fläche von 1 m^2, auf die senkrecht und gleichmäßig der Lichtstrom 1 lm (Lumen) fällt.

Neurologische Entwicklung (am.: Neurodevelopment): definiert als „die Frühentwicklung neurologischer Systeme des Neugeborenen im Verhältnis zu normalen Entwicklungsverläufen" [133, S. 11]. Die neurologische Entwicklung bezieht sich auf den neurologischen Status, wie er durch Beobachten der Entwicklung eingeschätzt wird. Im Amerikanischen ist „Neurodevelopment" die gängige Form für den Begriff „neurologische Entwicklung" [9]. Die Bewertung der neurologischen Entwicklung des Neugeborenen umfaßt:

- die Beurteilung der Reflexe,
- die postnatale Zustandsdiagnostik sowie
- die Beurteilung der psychosozialen Interaktion und

- der sensorischen Fähigkeiten.

Das Neugeborene kommt mit Verhaltensweisen zur Welt, die nicht angelernt, instinktgesteuert, von adaptivem Charakter und vom Überleben geprägt sind. Sie geben den Zustand des Nervensystems und der neonatalen Reife wieder [107].

Organisation: Von der kindlichen Entwicklung her betrachtet beinhalten die Prinzipien der Organisation die Ausbildung integrierter Funktionsabläufe zwischen den physiologischen Systemen und den Verhaltenssystemen des Kindes [37]. Das physiologische System umfaßt:

- autonome Funktionen, die die Herz- und Atemfrequenz, die Sauerstoffsättigung, den Flüssigkeitshaushalt sowie die Enzym- und Hormonproduktion regulieren, und
- viszerale Funktionen wie Verdauung und Ausscheidung.

Das Verhaltenssystem des Kindes besteht aus motorischen Aktivitäten und Bewußtseinszuständen. Die Fähigkeit dieser beiden Systeme zur harmonischen Zusammenarbeit ist wichtig für das weitere Überleben des Kindes [5, 37]. Das physiologische System und das Verhaltenssystem eines Kindes wirken harmonisch zusammen, um dem Kind eine organisierte Interaktion mit seiner Umgebung zu ermöglichen. Das organisierte Kind ist in der Lage, äußere Ereignisse zu verarbeiten, ohne seine physiologischen und Verhaltensfunktionen zu unterbrechen [5, 37].

Somatosensorium: Somatosensibilität ist die Bewußtheit oder Wahrnehmung von oder Sensibilität für körperliche Empfindungen (griech.: soma = Körper) [108].

Transkutaner Sauerstoffpartialdruck: Der transkutane Sauerstoffpartialdruck ($p_{tc}O_2$) ist eine Messung des Sauerstofftransports aus dem Atmungssystem über die Blutbahn in das Gewebe. Die transkutane Überwachung unterstützt Pflegende in der Neugeborenenintensivstation, den arteriellen Sauerstoffpartialdruck (p_aO_2) innerhalb sicherer Grenzen zu halten. Der $p_{tc}O_2$ zeigt jede Beeinträchtigung der Fähigkeit des Kindes an, Sauerstoff an das Gewebe zu liefern, und bietet, da die Haut im System der Sauerstoffversorgung des Körpers eine niedrige Priorität hat, das frühestmögliche Warnsignal für den Beginn einer Störung. Episoden der Hypoxie, die zu Hirnschäden führen können, und der Hyperoxie, die eine retrolentale Fibroplasie verursachen können, werden rasch entdeckt und dadurch vermieden [12].

Quellenverzeichnis

1. Adamson, S. (1993): Hands-on therapy. *Health Visitor* 66 (2), 48 – 50.
2. Adamson-Macedo, E. N. (1986): Effects of tactile stimulation on low and very-low-birth-weight infants during the first year of life. *Current Psychological Research and Reviews* Winter 1985 – 1986, 305 – 306.
3. Albert, D. M. (1994): Chief lexicographer, „foot-candle". In: Dorland's Illustrated Medical dictionary, 28th edn. Philadelphia, Pennsylvania: W. B. Saunders.
4. Alley, T. (1981): Head shape and the perception of cuteness. *Developmental Psychology* 17 (5), 650 – 654.
5. Als, H. (1986): A synactive model of neonatal behavioural organization: framework for the assessment of neurobehavioural development in the premature infant and for support of infants and parents in the neonatal intensive care environment. In: Sweeney, J. K. (ed.), *The High-Risk Neonate: Developmental Therapy Perspectives*, pp. 3 – 53. New York: Haworth Press.
6. Als, H., Lawhon, G., Brown, E., Gibes, R., Duffy, F. H., MacAnulty, G. and Brinkman, J. (1986): Individualized behavioural and environmental care for the very low birth weight infant at risk for bronchopulmonary dysplasia: neonatal intensive care unit and developmental outcome. *Pediatrics* 78 (2), 1123 – 1132.
7. American Academy of Pediatrics (1992): *Guidelines for Perinatal Care*, 3rd edn. Elk Grove Village, Illinois: American Academy of Pediatrics.
8. Avery, G. B. and Glass, P. (1989): The gentle nursery: developmental intervention in the NICU. *Journal of Perinatology* 9 (2), 204 – 206.
9. Barb, S. A. and Lemons, P. K. (1989): The premature infant: towards improving neurodevelopmental outcome. *Neonatal Network* 7 (6), 7 – 15.
10. Barnes, C. A. and Kirchhoff, K. T. (1986): Minimising hypoxaemia due to endotracheal suctioning: a review of the literature. *Heart and Lung: The Journal of Critical Care* 15 (2), 164 – 177.
11. Barnett, K. (1972): A theoretical construct of the concepts of touch as they relate to nursing. *Nursing Research* 21 (2), 102 – 110.
12. Baumbach, P. (1986): *Understanding Transcutaneous pO_2 and pCO_2 Measurements*. Copenhagen: Radiometer.
13. Becker, P. T., Grunwald, P. C., Moorman, J. and Stuhr, S. (1991): Outcomes of developmentally supportive nursing care for very low birth weight infants. *Nursing Research* 40 (3), 150 – 155.

14. Becker, P. T., Grunwald, P. C., Moorman, J. and Stuhr, S. (1993): Effects of developmental care on behavioural organization in very-low-birth-weight infants. *Nursing Research* 42 (4), 214 – 220.

15. Bellefeuille-Reid, D. and Jakubek, S. (1989): Adaptive positioning intervention for premature infants: issues for pediatric occupational therapy practice. *British Journal of Occupational Therapy* 52 (3), 93 – 96.

16. Bernbaum, J. C., Peireira, G. R., Watkins, J. B. and Peckham, G. J. (1983): Non-nutritive sucking during gavage feeding enhances growth and maturation in preterm infants. *Pediatrics* 71 (1), 41 – 45.

17. Blackburn, S. and Patteson, D. (1991): Effects of cycled light on activity state and cardiorespiratory function in preterm infants. *Journal of Perinatal-Neonatal Nursing* 4 (4), 47 – 54.

18. Blanchard, Y. (1991): Early intervention and stimulation of the hospitalized preterm infant. *Infants and Young Children* 4 (2), 76 – 84.

19. Blanchard, Y., Pedneault, M. and Doray, B. (1991): Effects of tactile stimulation on physical growth and hypoxaemia in preterm infants. *Physical and Occupational Therapy in Pediatrics* 11 (1), 37 – 52.

20. Bodolf Rausch, P. (1981): Effects of tactile and kinesthetic stimulation on premature infants. *Journal of Obstetric, Gynecologic, and Neonatal Nursing* 10 (1), 34 – 37.

21. Booth, C. L., Johnson-Crowley, N. and Barnard, K. E. (1985): Infant massage and exercise: worth the effort? *MCN; American Journal of Maternal Child Nursing* 10, 184 – 189.

22. Bottos, M. and Stefani, D. (1982): Postural and motor care of the premature baby. *Developmental Medicine and Child Neurology* 24, 706 – 707.

23. Bozynski, M. E. A., Naglie, R. A., Nicks, J. J., Burpee, B. and Johnson, R. V. (1988): Lateral positioning of the stable ventilated very-low-birth-weight infant. *American Journal of Diseases of Children* 142, 200 – 202.

24. Budreau, G. (1987): Postnatal cranial moulding and infant attractiveness: implications for nursing. *Neonatal Network* 5 (4), 13 – 19.

25. Burns, N. and Grove, S. K. (1993): *The Practice of Nursing Research: Conduct, Critique and Utilization*, 2nd edn. Philadelphia, Pennsylvania: W. B. Saunders.

26. Campbell, S. A. (1986): Organizational and educational considerations in creating an environment to promote optimal development of high risk neonates. *Physical and Occupational Therapy in Pediatrics* 6, 191 – 204.

27. Carruthers, A. (1992): A force to promote bonding and wellbeing: therapeutic touch and massage. *Professional Nurse* February 1992, 297 – 300.

28. Cartlidge, P. H. T. and Rutter, N. (1988): Reduction of head flattening in preterm infants. *Archives of Disease in Childhood* 63 (7), 755 – 757.

29. Clarke, R. (1992): Massage for babies. *International Journal of Alternative and Complementary Medicine* 10 (7), 13.

30. Cole, J. G. (1985): Infant stimulation re-examined: an environmental and behavioural based approach. *Neonatal Network* 3 (5), 24 – 31.

31. Compos, R. G. (1989): Soothing pain elicited distress in infants with swaddling and pacifiers. *Child Development* 60 (4), 781 – 792.

32. Cooper Evans, J. (1991): Incidence of hypoxaemia associated with caregiving in premature infants. *Neonatal Network* 10 (2), 17 – 24.

33. Cubby, C. (1991): Craniofacial deformation in premature infants. *Paediatric Nursing* 3 (2), 19–21.

34. Culp, R. E., Culp, A. M. and Harmon, R. J. (1989): A tool for educating parents about their premature infants. *Birth* 16 (1), 23–26.

35. Cusson, R. M. and Lee, A. L. (1994): Parental interventions and the development of the preterm infant. *Journal of Obstetric, Gynecologic, and Neonatal Nursing* 23 (1), 60–68.

36. Danford, D. A., Miske, S., Headley, J. and Nelson, R. M. (1983): Effects of routine care procedures on transcutaneous oxygen in neonates: a quantitative approach. *Archives of Disease in Childhood* 58, 20–23.

37. D'Apolito, K. (1991): What is an organized infant? *Neonatal Network* 10 (1), 23–29.

38. De Curtis, M., McIntosh, N., Ventura, V. and Brooke, O. (1986): Effect of non-nutritive sucking on nutrient retention in preterm infants. *Journal of Pediatrics* 109 (5), 888–890.

39. Degen Horowitz, F. (1990): Targeting infant stimulation efforts: theoretical challenges for research and intervention. *Clinics in Perinatology* 17 (1), 185–195.

40. Department of Health (1991): *Sleeping Position and the Incidence of Cot Death*. London: HMSO.

41. Dietch, J. S. (1993): Periventricular-intraventricular haemorrhage in the very low birth weight infant. *Neonatal Network* 12 (1), 7–16.

42. Di Pietro, J. A., Cusson, R. M., O'Brien Caughy, M. and Fox, N. A. (1994): Behavioural and physiologic effects of non-nutritive sucking during gavage feeding in preterm infants. *Pediatric Research* 36 (2), 207–214.

43. Dodd, V. (1994): The evolution of neonatal developmental care: a personal journey. *Neonatal Network* 13 (6), 23–26.

44. Downs, J. A., Edwards, A. A., McCormick, D. C. and Steward, A. L. (1991): Effect of intervention on development of hip posture in very preterm babies. *Archives of Disease in Childhood* 66, 797–801.

45. Doyle, C. (1994): Tiny babies, huge decision. *Daily Telegraph* 19 July 1994.

46. Dunn, P. M. (1991): Commentary: Postural deformation of the newborn. *Archives of Disease in Childhood* 66, 801.

47. Dyke, R. M. and Conway, A. (1992): Sampling neonatal populations. *Neonatal Network* 11 (5), 75–77.

48. Ellison, P. H. (1984): Neurologic development of the high-risk infant. *Clinics of Perinatology* 11 (1), 41–58.

49. Elmer, E. and Gregg, G. (1979): Developmental characteristics of abused children. *Pediatrics* 40, 596–602.

50. Ernst, J. A., Rickard, K. A., Neal, P. R., Yu, P., Oei, T. O. and Lemons, J. A. (1989): Lack of improved growth outcome related to non-nutritive sucking in very low birth weight premature infants fed a controlled nutrient intake: a randomized prospective study. *Pediatrics* 83, 706–717.

51. Fanconi, S. and Duc, G. (1987): Intratracheal suctioning in sick preterm infants: prevention of intracranial hypertension and cerebral hypoperfusion by muscle paralysis. *Pediatrics* 79 (4), 538–543.

52. Fay, M. J. (1988): The positive effects of positioning. *Neonatal Network* 6 (5), 23–29.

53. Field, T. (1986): Interventions for premature infants. *Journal of Pediatrics* 109, 183 – 191.

54. Field, T. (1990): Alleviating stress in newborn infants in the intensive care unit. *Clinics in Perinatology* 17 (1), 1 – 9.

55. Field, T. and Goldson, E. (1984): Pacifying effect of non-nutritive sucking on term and preterm neonates during heelstick procedures. *Pediatrics* 74 (6), 1002 – 1015.

56. Field, T. M., Schanberg, S. M., Scafidi, F. et al. (1986): Tactile/kinesthetic stimulation effects on preterm neonates. *Pediatrics* 77 (5), 654 – 658.

57. Field, T. M., Scafidi, F. and Schanberg, S. M. (1987): Massage of preterm newborns to improve growth and development. *Paediatric Nursing* 13 (6), 385 – 387.

58. Fox, M. D. and Molesky, M. G. (1990): The effects of prone and supine positioning on arterial oxygen pressure. *Neonatal Network* 8 (4), 25 – 29.

59. Gardner, S. L. and Hagedorn, M. I. (1990): Physiologic sequelae of prematurity: the nurse practitioner's role. *Journal of Pediatric Health Care* 4 (2), 72 – 76.

60. Gardner Cole, J. G., Beggish-Dudy, A., Judas, M. L. and Jorgensen, K. M. (1990): Changing the NICU environment: the Boston City Hospital model. *Neonatal Network* 9 (2), 15 – 23.

61. Georgieff, M. K. and Bernbaum, J. C. (1986): Abnormal shoulder girdle muscle tone in premature infants during their first 18 months of life. *Pediatrics* 77 (5), 664 – 669.

62. Glass, P. (1993): Development of visual function in preterm infants: implications for early intervention. *Infants and Young Children* 6 (1), 11 – 20.

63. Glass, P., Avery, G. B., Subramanian, K. N. S., Keys, M. P., Sostek, A. M. and Friendly, D. S. (1985): Effect of bright light in the hospital nursery on the incidence of retinopathy of prematurity. *New England Journal of Medicine* 313 (7), 401 – 404.

64. Gordon Shogan, M. and Schumann, L. L. (1993): The effect of environmental lighting on the oxygen saturation of preterm infants in the NICU. *Neonatal Network* 12 (5), 7 – 13.

65. Gorski, P. A. (1985): Behavioural and environmental care: a new frontier in neonatal nursing. *Neonatal Nursing* 3, 8 – 11.

66. Gorski, P. A., Hale, W. and Leonard, C. (1983): Direct computer recording of premature infants and nursing care: distress following two interventions. *Pediatrics* 72, 198.

67. Gorski, P. A., Huntingdon, L. and Lewkowicz, D. J. (1990): Handling preterm infants in hospitals: stimulating controversy about timing of stimulation. *Clinics of Perinatology* 17 (1), 103 – 112.

68. Gottfried, A. W. and Gaiter, J. L. (1985): *Infant Stress Under Intensive Care: Environmental Neonatology*. Baltimore, Maryland: University Park Press.

69. Gottfried, A. W. and Hodgman, J. (1984): How intensive is newborn intensive care? An environmental analysis. *Pediatrics* 74 (2), 292 – 294.

70. Grunwald, P. C. and Becker, P. T. (1991): Developmental enhancement: implementing a program for the NICU. *Neonatal Network* 9 (6), 29 – 30, 39 – 45.

71. Gunderson, L. P. and Kenner, C. (1987): Neonatal stress: physiological adaptations and nursing implications. *Neonatal Network* 6 (1), 37 – 42.

72. Hallsworth, M. (1995): Positioning the pre-term infant. *Paediatric Nursing* 7 (1), 18 – 20.

73. Harrison, L. L. and Woods, S. (1991): Early parental touch and premature infants. *Journal of Obstetric, Gynecologic, and Neonatal Nursing* 20 (4), 299 – 306.

74. Harrison, L. L., Leeper, J. D. and Yoon, M. (1990): Effects of early parent touch on preterm infants' heart rates and arterial oxygen saturation levels. *Journal of Advanced Nurcing* 15, 877 – 885.

75. Hartelius, I. and Rasmussen, L. (1992): How little you are! *Neonatal Network* 11 (8), 33 – 40.

76. Hemingway, M. M. and Oliver, S. K. (1991): Water bed therapy and cranial moulding of the sick preterm infant. *Neonatal Network* 10 (3), 53 – 56.

77. Heriza, C. B. and Sweeney, J. K. (1990): Effects of NICU intervention on preterm infants: Part 2 – Implications for neonatal practice. *Infants and Young Children* 2 (3), 31 – 47.

78. Holditch-Davis, D. and Conway, A. (1992): Consent. Where research design meets reality. *Neonatal Network* 11 (4), 65 – 68.

79. Holditch-Davis, D. and Conway, A. (1993): Measuring the behaviour of high risk infants. *Neonatal Network* 12 (3), 69 – 72.

80. Horsley, A. (1990): The neonatal environment. *Paediatric Nursing* February 1990, 17 – 19.

81. Ingham, A. (1989): A review of the literature relating to touch and its use in intensive care. *Intensive Care Nursing* 5, 65 – 75.

82. Isherwood, D. (1994): Baby massage groups. *Modern Midwife* 4 (2), 21 – 23.

83. Jorgensen, K. M. (1993): *Developmental Care of the Premature Infant: A Concise Overview.* S. Weymouth, USA: Developmental Care Division of Children's Medical Ventures.

84. Klaus, M. H. (1976): Bach, Beethoven or rock – and how much? *Journal of Pediatrics* 88 (2), 300.

85. Kling, P. (1989): Nursing interventions to decrease the risk of periventricular-intraventricular haemorrhage. *Journal of Obstetric, Gynecologic, and Neonatal Nursing* 18 (6), 457 – 464.

86. Koniak-Griffin, D. and Ludington-Hoe, S. (1988): Developmental and temperament outcomes of sensory stimulation in healthy infants. *Nursing Research* 32 (2), 70 – 76.

87. Korner, A. F. (1990): Infant stimulation: issues of theory and research. *Clinics in Perinatology* 17 (1), 173 – 183.

88. Kurlak, L. O., Ruggins, L. R. and Stephenson, T. J. (1994): Effect of nursing position on incidence, type and duration of clinically significant apnoea in preterm infants. *Archives of Diseases in Childhood* 71 (1), 16 – 19.

89. Langer, V. S. (1990): Minimal handling protocol for the intensive care nursery. *Neonatal Network* 9 (3), 23 – 27.

90. Lawhon, G. and Melzar, A. (1988): Developmental care of the very low birth weight infant. *Journal of Perinatal-Neonatal Nursing* 2 (1), 56 – 65.

91. Leonard, J. E. (1993): Music therapy: fertile ground for application of research to practice. *Neonatal Network* 12 (2), 47 – 48.

92. Lester, B. M. and Tronick, E. Z. (1990): Introduction: Guidelines for stimulation with preterm infants. *Clinics in Perinatology* 17 (1), XV – XVII.

93. Letko, M. D. (1992): Detecting and preventing infant hearing loss. *Neonatal Network* 11 (5), 33 – 38.

94. Lioy, J. and Maginello, P. (1988): A comparison of prone and supine positioning in the immediate post extubation period of neonates. *Journal of Pediatrics* 112, 982 – 984.

95. Lipsi, K., Clements-Shafer, K. and Hylton Rushton, C. (1991): Developmental rounds: an intervention strategy for hospitalized infants. *Pediatric Nursing* 17 (5), 433 – 437.

96. Long, J. G., Lucey, J. F. and Philip, A. G. S. (1980a): Noise and hypoxaemia in the intensive care nursery. *Pediatrics* 65 (1), 143 – 145.

97. Long, J. G., Philip, A. G. S. and Lucey, J. F. (1980b): Excessive handling as a cause of hypoxaemia. *Pediatrics* 65 (2), 203 – 207.

98. Lotas, M. J. (1992): Effects of light and sound in the neonatal intensive care unit environment on the low-birth-weight infant. *NAACOG's Clinical Issues in Perinatal and Women's Health Nursing* 3 (1), 34 – 44.

99. Lynch, M. E. (1991): Iatrogenic hazards, adverse occurrences, and complications involving NICU nursing practice. *Journal of Perinatal-Neonatal Nursing* 5 (3), 78 – 86.

100. McCain, G. C. (1992): Facilitating inactive awake states in preterm infants: a study of three interventions. *Nursing Research* 41 (3), 157 – 160.

101. McCormick, M. C. (1989): Long-term follow up of infants discharged from neonatal intensive care. *Journal of the American Medical Association* 261, 1767 – 1772.

102. MacPhee, M. and Mori, C. (1991): Teaching nurses about neuromotor development: an evaluative study. *Pediatric Nursing* 17 (5), 438 – 444.

103. Mann, N. P., Haddow, R., Stokes, L., Goodley, S. and Rutter, N. (1986): Effect of night and day on preterm infants in a newborn nursery: randomized trial. *British Medical Journal* 293 (15), 1265 – 1267.

104. Mantovani, J. F. and Powers, J. (1991): Brain injury in premature infants: patterns on cranial ultrasound, their relationship to outcome, and the role of developmental intervention in the NICU. *Infants and Young Children* 4 (2), 20 – 32.

105. Marsden, D. J. (1980): Reduction of head flattening in preterm infants. *Developmental Medicine and Child Neurology* 22, 507 – 509.

106. Masterson, J., Zucker, C. and Schulze, K. (1987): Prone and supine positioning effects on energy expenditure and behaviour of low birth weight neonates. *Pediatrics* 80 (5), 689 – 692.

107. Merenstein, G. B. and Gardner, S. L. (1993): *Handbook of Neonatal Intensive Care*, 3rd edn. St. Louis, Missouri: Mosby-Year Book.

108. Miller, B. F. and Keane, C. B. (1983): *Encyclopedia and Dictionary of Medicine, Nursing and Allied Health*, 3rd edn. Philadelphia, Pennsylvania: W. B. Saunders.

109. Mitchelöl, E. A. and Engelberts, A. C. (1991): Sleeping position and cot deaths. *Lancet* 338, 192.

110. Munro, I. (1988): Prone or supine for preterm babies? Lancet i, 688 (editorial).

111. Murdoch, D. R. and Darlow, B. A. (1984): Handling during neonatal intensive care. *Archives of Disease in Childhood* 59, 957 – 961.

112. Nading, J. H. and Landes, R. D. (1984): Oxygen tension changes due to non-nutritive sucking (NNS) during orogastric tube feeding. *Pediatric Research* 18 (4), 206.

113. Nelson, D., Heitmann, R. and Jennings, C. (1986): Effects of tactile stimulation on premature infant weight gain. *Journal of Obstetric, Gynecologic, and Neonatal Nursing* 15 (3), 262 – 267.

114. Norris, S., Campbell, L. and Brenkert, S. (1982): Nursing procedures and alterations in transcutaneous oxygen tension in premature infants. *Nursing Research* 31 (6), 330 – 336.

115. Oehler, J. M. (1993): Developmental care of low birth weight infants. *Nursing Clinics of North America* 28 (2), 289 – 301.

116. Oehler, J. M. and Cusson, R. M. (1994): Instrumentation in nursing research: commonly used statistics. *Neonatal Network* 13 (1), 63 – 65.

117. Oehler, J. M., Strickland, M. and Nordlund, C. (1991): Beyond technology: meeting developmental needs of infants in NICUs. *MCN; American Journal of Maternal Child Nursing* 16 (3), 148 – 151.

118. Page, J. and Cusson, R. M. (1993): Methodological issues: the measurement of long term outcome. *Neonatal Network* 12 (7), 65 – 67.

119. Parker, A. (1990): Expert handling. *Nursing Times* 86 (12), 35 – 37.

120. Paterson, L. (1990): Baby massage in the neonatal unit. *Nursing* 4 (23), 19 – 21.

121. Perez-Woods, R., Malloy, M. B. and Tse, A. M. (1992): Positioning and skin care of the low-birth-weight neonate. *NAACOG's Clinical Issues in Perinatal and Women's Health Nursing* 3 (1), 97 – 113.

122. Perlman, J. M. and Volpe, J. J. (1983): Suctioning in the preterm infant: effects on cerebral blood flow velocity, intracranial pressure and arterial blood pressure. Pediatrics 72 (3), 329 – 334.

123. Peters, K. L. (1992): Does routine nursing care complicate the physiologic status of the premature neonate with respiratory distress syndrome? *Journal of Perinatal-Neonatal Nursing* 6 (2), 67 – 84.

124. Pickler, R. H. and Terrell, B. V. (1994): Non-nutritive sucking and necrotizing enterocolitis. *Neonatal Network* 13 (6), 15 – 18.

125. Pickler, R. H., Higgins, K. E. and Crummette, B. D. (1993): The effect of non-nutritive sucking on bottle-feeding stress in preterm infants. *Journal of Obstetric, Gynecologic, and Neonatal Nursing* 22 (3), 230 – 234.

126. Pym, S. (1992): *Positioning the Preterm Infant.* Bristol: Bristol Royal Hospital for Sick Children.

127. Resnick, M. B., Eyler, F. D., Nelson, R. M., Eitzman, D. V. and Bucciarelli, R. L. (1987): Developmental intervention for low birth weight infants: improved early developmental outcomes. *Pediatrics* 80 (1), 68 – 74.

128. Robinson, J., Moseley, M. and Fielder, A. (1990): Illuminance of neonatal units. *Archives of Disease in Childhood* 65, 679 – 682.

129. Romanko, M. V. and Bost, B. A. (1982): Swaddling: an effective intervention for pacifying infants. *Pediatric Nursing* 8 (4), 259 – 261.

130. Russell, J. (1993): Touch and infant massage. *Pediatric Nursing* 5 (3), 8, 10 – 11.

131. Sayre-Adams, J. (1991): Therapeutic touch. *Nursing Standard* 5 (45), 28.

132. Sehgal, S. K., Prakash, O., Gupta, A., Mohan, M. and Anand, N. K. (1990): Evaluation of beneficial effects of non-nutritive sucking in preterm infants. *Indian Pediatrics* 27, 263 – 266.

133. Shultz, C. M. (1992): Nursing roles: optimizing premature infant outcomes. *Neonatal Network* 11 (3), 9 – 13.

134. Simbruner, G., Coradello, H., Fodor, H., Havelec, L., Lubec, G. and Pollak, A. (1981): Effect of tracheal suction on oxygenation, circulation and lung mechanics in the newborn infant. *Archives of Disease in Childhood* 56, 326 – 330.

135. Sisson, T. R. C. (1985): Hazards to vision in the nursery. *New England Journal of Medicine* 313 (7), 444 – 445.

136. Slusher, I. L. and McClure, M. J. (1992): Infant stimulation during hospitalization. *Journal of Paediatric Nursing* 7 (4), 276 – 279.

137. Sparshott, M. (1990): The human touch. *Paediatric Nursing* 2 (5), 8 – 10.

138. Sparshott, M. (1991): Reducing infant trauma. *Nursing Times* 87 (50), 30 – 32.

139. Speidel, B. D. (1978): Adverse effects of routine procedures on preterm infants. *Lancet* i, 864 – 866.

140. Steward Hegedus, K. S. and Madden, J. E. (1994): Caring in a neonatal intensive care unit: perspectives of providers and consumers. *Journal of PerinatalNeonatal Network Neonatal Nursing* 8 (2), 67 – 75.

141. Strauch, C., Brandt, S. and Edwards-Beckett, J. (1993): Implementation of a quiet hour: effect on noise levels and infant sleep states. *Neonatal Network* 12 (2), 31 – 35.

142. Szabo, J. S., Hillemeir, A. C. and Oh, W. (1985): Effect of non-nutritive and nutritive suck on gastric emptying in preterm infants. *Journal of Pediatric Gastroenterology and Nutrition* 4 (3), 348 – 351.

143. Thomas, K. A. and Conway, A. (1991): Multi-site studies. *Neonatal Network* 10 (3), 74 – 75.

144. Thomas, K. A. and Conway, A. (1992): Validity: controlling for variables in research studies involving high risk neonates. *Neonatal Network* 11 (6), 97 – 100.

145. Treas, L. S. (1993): Incubator covers: health or hazard? *Neonatal Network* 12 (8), 50 – 51.

146. Tribotti, S. J. and Stein. M. (1992): From research to clinical practice: implementing the NIDCAP. *Neonatal Network* 11 (2), 35 – 40.

147. Tronick, E. Z., Scanlon, K. B. and Scanlon, J. W. (1990): Protective apathy, a hypothesis about the behavioural organization and its relation to clinical and physiologic status of the preterm infant during the newborn period. *Clinics in Perinatology* 17 (1), 125 – 154.

148. Tucker Catlett, A. and Holditch-Davis, D. (1990): Environmental stimulation of the acutely ill premature infant: physiological effects and nursing implications. *Neonatal Network* 8 (6), 19 – 25.

149. Tudehope, D. I. and Thearle, M. J. (1989): *A Primer of Neonatal Medicine*, 2nd edn. Brisbane: Brooks Waterloo.

150. Turrill, J. (1992): Supported positioning in intensive care. *Paediatric Nursing* 4 (4), 24 – 27.

151. United Kingdom Central Council For Nursing, Midwifery and Health Visiting (1992): *Code of Professional Conduct*. London: UKCC.

152. Updike, C., Schmidt, R. E., Macke, C., Cahoon, J. and Miller, M. (1986): Positional support for premature infants. *American Journal of Occupational Therapy* 40 (10), 712–715.

153. Vandenberg, K. A. (1985): Revising the traditional model: an individualized approach to developmental interventions in the intensive care nursery. *Neonatal Network* 3 (5), 32–38.

154. Warren, I. (1993): How to place a baby. *MIDIRS Midwifery Digest* 3 (4), 452–453.

155. Weber, K. M. (1991): Massage for stressed infants. *International Journal of Alternative and Complementary Medicine* 9 (12), 9–10.

156. Weibley, T. T. (1989): Inside the incubator. *MCN; American Journal of Maternal Child Nursing* 14, 996–1000.

157. Werner, N. and Conway, A. E. (1990): Caregiver contacts experienced by premature infants in the neonatal intensive care unit. *Maternal-Child Nursing Journal* 19 (11), 21–43.

158. White-Traut, R. C. and Goldman, M. B. C. (1988): Premature infant massage: is it safe? *Pediatric nursing* 14 (4), 285–289.

159. White-Traut, R. C. and Hutchens Pate, C. M. H. (1987): Modulating infant state in premature infants. *Journal of Pediatric Nursing* 2 (2), 96–101.

160. White-Traut, R. C., Silvestri, J. M., Nelson, M. N., Patel, M. K. and Kilgallon, D. (1993): Patterns of physiologic and behavioural response of intermediate care preterm infants to intervention. *Pediatric Nursing* 19 (6), 625–629.

161. Whitley, S. and Cowan, M. (1991): Developmental intervention in the newborn intensive care unit. *NAACOG's Clinical Issues in Perinatal and Women's Health Nursing* 2 (1), 84–110.

162. Wigfield, R. E., Fleming, P. J., Berry, P. J., Rudd, P. T. and Golding, J. (1992): Can the fall in Avon's sudden infant death rate be explained by changes in sleeping position. *British Medical Journal* 304, 282–283.

163. Wolke, D. (1987): Environmental neonatology. *Archives of Disease in Childhood* 62, 987–988.

164. Woodson, R. and Hamilton, C. (1988): The effects of non-nutritive sucking on heart rate in preterm infants. *Developmental Psychobiology* 21 (3), 207–213.

165. Woodson, R., Drinkwin, J. and Hamilton, C. (1985): Effects of non-nutritive sucking on state and activity: term-preterm comparisons. *Infant Behaviour and Development* 8 (4), 435–441.

166. Wright Lott, J. (1989): Developmental care of the preterm infant. *Neonatal Network* 7 (4), 21–28.

167. Yecco, G. J. (1993): Neurobehavioural development and developmental support of premature infants. *Journal of Perinatal-Neonatal Nursing* 7 (1), 56–65.

168. Young, J. (1994): Nursing preterm babies in intensive care: which position is best? *JNN: Journal of Neonatal Nursing* 1 (1), 27–31.

169. Young, V. (1995): *Tools for Living – Prem Positioners*. Uxbridge: Brunel Institute for Bioengineering, Brunel University.

Literaturverzeichnis

Ayres, A. J. (1989): *Sensory Integration and the Child.* Los Angeles, California: Western Psychological Services.

Brüggemann, J. H.: Zu früh ins Leben? TRIAS-Verlag, Stuttgart 1993.

Brink, P.J. and Wood, M.J. (1989): *Advanced Design in Nursing Rescarch.* Newbury Park, California: Sage Publications.

British Standards Institution (1989): *British Standard Recommendations for References to Publishad Materials, BS 1629: 1989.* UK: Information and Documentation Standards Policy Committee, British Standards Institution.

Guralnick, M.J. and Bennett, F.C. (eds) (1987): *The Effecuveness of Early Intervention for At-Risk and Handicapped Children.* London: Academic Press.

Hannon, K.M. (1993): Support can reduce the stress factor: stress in neonatal nursing. *Professional Nurse 8* (8), 496, 498, 500.

Informationsschriften des Bundesverbandes „Das frühgeborene Kind" e. V.
– Frühgeborene in den ersten Lebenswochen
– Frühgeborene und Ihre Eltern in der Klinik
– Frühgeborene nach Entlassung
– Entwicklungsprognose frühgeborener Kinder
– finanzielle Hilfen
Bezugsadresse: Angelika Czasny, Leipziger Str. 8, 86368 Gersthofen.

Informationsschriften der Arbeitsgemeinschaft freier Stillgruppen (AFS): Das Stillen von Frühgeborenen. Postfach 311112, 7500 Karlruhe 31.

Klaus, H. K. & Kenell, J. H.: Mutter-Kind-Bindung - Über die Folgen einer frühen Trennung. dtv-Taschenbuch 15033 1987.

König-Krist, S.: 100 Fragen zum Frühgeborenen. Brigitte-Buch, Mosaik-Verlag 1994.

Ludington-Hoe, Susan: Liebe geht durch die Haut - Über Frühgeborene und Känguruh-Methode. Kösel-Verlag 1994.

Mitteilungsblatt des BV „das frühgeborene Kind" e. V.: Dr. Vortkamp, Ostkamp 15a, 59368 Werne.

Morrison, P. (1991): Critiquing research. *Surgical Nurse 4* (3), 20-22.

Müller-Rieckmann, Edith: Das frühgeborene Kind in seiner Entwicklung - Eine Elternberatung. Reinhardt-Verlag 1993.

Nugent, K. (1989): Routine care: promoting development in hospitalized infants. *MCN; Americon Journal of Maternal Child Nursing 14* (5), 318.

Paritätisches Bildungswerk Bundesverband e. V.: Frühgeborene Kinder- „Frühgeborene Eltern". Lyoner Str. 34, 6000 Frankfurt/Main 71.

Rinnhofer, H.: Hoffnung für eine Handvoll Leben. Fischer-Verlag, Erlangen 1995.

Steidinger, K., Uthicke, K. J.: Frühgeborene - Babys, die nicht warten können. Mosaik-Verlag, München 1985.

Strobel, K.: Frühgeborene brauchen Liebe. Kösel, München 1988.

Sweeney, J. (ed.): *The High-Risk Neonate: Developmental Therapy Perspectives.* New York: Haworth Press.

Schwizer, V.: Januarkinder - Vom Überleben auf der Intensivstation. Unionsverlag, Zürich 1988.

Tatano-Beck, C. (1990): The research critique: general criteria for evaluating a rescarch report. *Journal of Obstetric, Gynecologic, and Neonatal Nursing 19* (1), 18 - 22.

Treece, E. W. and Treece, J. W. (1986): *Elements of Research in Nursing,* 4th edn. St. Louis, Missouri: C. V. Mosby.

Tröndle, W.: Ein Kind wird zu früh geboren - Aus dem Tagebuch eines Vaters. Rosengarten-Verlag, Konstanz 1991.

Turabian, K. L. (1987): *A Manual for Writers of Term Papers, Theses, and Dissertations,* 5th edn. Chicago, Illinois: University of Chicago Press.

Verein zur Förderung von Früh- und Risikogeborenen "Das Frühchen e. V.,,: Es kann alles ganz anders - Wenn Kinder zu früh auf die Welt kommen. 2. Aufl., Heidelberg 1992. Bezugsadresse: Sabine Schuster, St.-Veit-Weg 8, 7514 Eggenstein-Leopoldshafen.

Verny, Th; Kelly, J.: Das Seelenleben des Ungeborenen. Ullstein, München 1981.

Weller, A.: Mir blieb ein halbes Jahr Zeit - Bilder, die mir den Weg meiner sterbenden Tochter zeigten. Fischer, Frankfurt 1989.

Zimmer, K.: Das Leben vor dem Leben - Die seelische und körperliche Entwicklung im Mutterleib Kösel, München 1984.

Zimmer, K.: Die seelische und körperliche Entwicklung im ersten Lebensjahr. Kosel, München 1987.

Adressenverzeichnis

Kranke, Behinderte Kinder

Kindernetzwerk e. V. für behinderte Kinder und Jugendliche in der Gesellschaft
Hanauerstraße 15
63739 Aschaffenburg
Tel: 06021-120 30
Fax: 06021-124 46

Frühgeborene

Das frühgeborene Kind e. V.
Von-der-Tann-Straße 7
69126 Heidelberg
Tel: 06221-323 45
Fax: 06221-37 39 91

Kind im Krankenhaus

Aktionskomitee Kind im Krankenhaus (AKIK) e. V.
Bundesverband
Kirchstraße 34
61440 Oberursel
Tel: 06172-30 36 00
Fax: 06172-30 36 00

Bettacare Ltd
Bettacare House 9/10 Faygate Business Centre
Faygate
West Sussex RH12 4DN
UK
Tel: 01293-85 18 96
Fax: 01293-85 10 65

Children's Medical Ventures
541 Main Street
Suite 416, S. Weymouth
MA 02190
USA
Fax: 617-337-59 38

Monin-Orthopedie Fabricant
186 Rue de Faubourg Saint Martin
75010 Paris
France
Tel: 16 (1) 46 07 59 41
Tel: 16 (1) 42 05 61 45

Neonatal Positioning Project
Vivien Young
„Tools for Living"
Bioengineering
Brunel University
Uybridge
Middlesex UB8 3HP
UK
Tel: 01895-27 12 06
Fax: 01895-27 46 08

Scan Mobility Ltd
Lasal Rehab
St Martin's House
St Martin's in the Field
Altcar Lane
Formby L37 6AJ
UK
Tel: 01704-83 44 83
Fax: 01704-834 484

Sew Soft
Babynest
c/o Stephanie Dyer
Boncath Uchaf
Dyfed SA37 0HR
Tel: 01239-84 17 12

Tarry Manufacturing
16 East Franklin Street
Danbury
CT 06810
USA
Tel 203-794-14 38
Fax: 203-792-55 81

Vickers Medical
Ruxley Cormer
Sidcup
Kent DA14 5BL
UK
Tel: 0181-309 04 33
Fax: 0181-309 09 19

Sachwortverzeichnis